国家卫生城镇标准
（2021版）

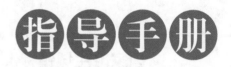

全国爱国卫生运动委员会办公室　编

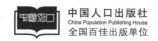

中国人口出版社
China Population Publishing House
全国百佳出版单位

图书在版编目（CIP）数据

国家卫生城镇标准（2021 版）指导手册 / 全国爱国
卫生运动委员会办公室编． -- 北京：中国人口出版社，
2022.11（2023.12 重印）

ISBN 978-7-5101-8717-9

Ⅰ.①国…　Ⅱ.①全…　Ⅲ.①城市卫生－卫生标准－
中国－手册　Ⅳ.①R126.2-65

中国版本图书馆 CIP 数据核字（2022）第 210253 号

国家卫生城镇标准（2021 版）指导手册
GUOJIA WEISHENG CHENGZHEN BIAOZHUN (2021 BAN) ZHIDAO SHOUCE

全国爱国卫生运动委员会办公室　编

责 任 编 辑	杨际航
装 帧 设 计	刘海刚
责 任 印 制	林　鑫
出 版 发 行	中国人口出版社
印　　　刷	河北巴彩丰包装制品有限公司
开　　　本	710 毫米 × 1 000 毫米　1/16
印　　　张	9.75
字　　　数	138 千字
版　　　次	2022 年 11 月第 1 版
印　　　次	2023 年 12 月第 5 次印刷
书　　　号	ISBN 978-7-5101-8717-9
定　　　价	38.00 元

电 子 信 箱	rkcbs@126.com
总编室电话	（010）83519392
发行部电话	（010）83510481
传　　　真	（010）83538190
地　　　址	北京市西城区广安门南街 80 号中加大厦
邮 政 编 码	100054

▌前　言▌

　　卫生城镇创建是爱国卫生运动的一项重要工作。自1989年以来，全国爱卫会持续推进卫生城镇创建工作，有效改善了城镇环境卫生面貌，提升了群众生活质量。党的十八大以来，各地认真贯彻落实习近平总书记关于爱国卫生工作的重要指示精神，全面推进健康中国建设，在全国掀起了卫生城镇创建的新热潮，城乡人居环境不断改善，居民健康素养水平持续提升，有力促进了社会经济快速发展。特别是新冠肺炎疫情发生后，各地充分发挥爱国卫生运动的制度优势、组织优势、文化优势和群众优势，广泛开展群众性爱国卫生运动，筑牢疫情防控的社会大防线，以卫生城镇创建为抓手，开展了多轮爱国卫生专项行动，清理整治环境卫生，打造出干净整洁的人居环境，从源头上降低了疫情发生的风险。卫生城镇创建已发展成为一项群众基础深、社会影响大、综合效益显著的活动。目前，全国现有国家卫生城市（区）270个，占比达到66.3%，现有国家卫生县（市）782个，占比达到41.9%。

　　进入新时代，党中央、国务院对爱国卫生运动和卫生城镇创建提出了新要求。《中华人民共和国国民经济和社会发展第十四个五年规划和 2035 年远景目标纲要》明确将"深入推进卫生城镇创建"作为全面推进健康中国建设的重要措施。2019 年，国务院启动实施健康中国行动，要求"推动将健康融入所有政策，巩固提升卫生城镇创建，推进健康城市、健康村镇建设"。2020 年，国务院印发《关于深入开展爱国卫生运动的意见》，对卫生城镇创建工作提出具体要求。

　　为适应新形势、新任务、新要求，全国爱卫办会同爱卫会有关成员单位，在充分调研论证的基础上，按照优化评审流程、完善长效管理机制、建立日常监督制度的工作思路，对原有标准进行了修订完善。全国爱卫会于 2021 年 12 月印发了《国家卫生城镇评审管理办法》和《国家卫生城市和国家卫生县标准》《国家卫生乡镇标准》。

　　为了帮助各地准确理解和把握卫生城镇创建新标准，全国爱卫办组织专家编制了《国家卫生城镇标准（2021 版）指导手册》。由于卫生城镇创建活动内容丰富，涉及的法律法规和标准较多，遗漏或错误在所难免，希望各地多提宝贵意见，我们将进一步修订完善。

　　希望各地以新标准实施为契机，踔厉奋发，勇于开拓，不断积累工作经验，为爱国卫生运动做出更大贡献，谱写健康中国建设新篇章！

全国爱国卫生运动委员会办公室

2022 年 8 月

│ 目　录 │

| 第三部分 |
相关法律法规、政策文件和标准规范文件目录清单

第一部分

国家卫生城市和国家卫生县
标准释义

> 本标准适用于创建国家卫生城市（包括地级及以上市、地区、自治州、盟和直辖市所辖区）和国家卫生县（包括县级市、县、自治县、旗、自治旗、林区、特区）的地方。标准中未做说明的均指建成区。

标准释义

国家卫生城市申报范围包括地级及以上市、地区、自治州、盟和直辖市所辖区；国家卫生县申报范围包括县级市、县、自治县、旗、自治旗、林区、特区。地区、自治州、盟人民政府所在的县、市、区和市辖区（不含直辖市所辖区）均纳入国家卫生城市申报范围，不得申报国家卫生县。

标准内明确为"辖区内"的条目指全部行政区划范围内，未做说明的指建成区范围内。建成区是指市政范围内经过征用的土地和实际建设发展起来的非农业建设地段，包括市区集中连片的部分以及分散在近郊区的与城市有密切联系，具有基本完善的市政公用设施的城市建设用地（如机场、污水处理厂等）。

一、爱国卫生组织管理

（一）将爱国卫生工作纳入辖区各级党委和政府重要议事日程，列入经济社会发展规划，纳入政府绩效考核指标。具有立法权的地方需有本地爱国卫生法规，其他地方需有爱国卫生规范性文件。

标准释义

1. 认真贯彻落实《"健康中国 2030"规划纲要》和《国务院关于深入开展爱国卫生运动的意见》。

2. 党委、政府定期召开专题会议，研究部署爱国卫生工作。政府工作报告中应有爱国卫生或卫生城市（县，以下所称城市均含城市和县）创建等工作内容。政府应制定创建或巩固卫生城市的工作方案，建立组织领导、宣传发动、考核检查与奖惩等制度。

3. 政府制定的中长期经济社会发展规划中，如"十四五"规划，应有关于爱国卫生工作方面的内容。

4. 上级政府对下一级政府（含派出机构）和职能部门的年度绩效考核指标中应有爱国卫生相关工作内容。

5. 有立法权的地方，应结合本地实际制定与爱国卫生相关的地方性法规；其他地方应制定与爱国卫生相关的政府规章或规范性文件。

6. 党委或政府主要领导负责统筹解决爱国卫生和创建卫生城市工作中的重大问题。

（二）辖区内各级爱卫会组织健全，成员单位分工明确、职责落实。爱卫会办公室机构、职能、人员、经费等有保障。街道（乡镇）、社区（村）、机关、企事业单位要明确专兼职爱国卫生工作人员，村（居）民委员会要健全下属公共卫生委员会，推动落实好爱国卫生工作。

标准释义

1. 辖区内各级政府（包括街道办事处）应设有爱国卫生运动委员会（简称爱卫会），政府主要领导或分管领导担任爱卫会主任，爱卫会应明确工作规则和成员单位职责分工。

2. 县级及以上爱卫会办公室机构、职能、人员配备应与辖区爱国卫生工作相适应，经费满足工作需要。

3. 社区（村）、机关、企事业单位明确专兼职人员负责爱国卫生工作，确保事有人干、责有人负，爱国卫生工作在城乡基层得到有效落实。

4. 社区居委会和村委会要设置公共卫生委员会，统筹做好辖区爱国卫生工作。

标准原文

（三）爱国卫生工作年度有计划、有部署、有检查、有总结。开展基层卫生创建活动，鼓励辖区范围内的县和乡镇积极开展国家卫生县和国家卫生乡镇创建，逐步推进全域创建。广泛开展城乡群众性爱国卫生活动，各部门、各单位和广大群众积极参与。

标准释义

1. 爱国卫生和创建卫生城市工作纳入政府目标管理。各级爱卫会制订本地区爱国卫生年度工作计划，认真做好工作部署、检查、总结。计划与总结应包括预期目标、工作内容、具体措施、成效评估等。

2. 开展基层卫生创建活动。各级爱卫会应积极组织开展卫生县、卫生街道、卫生乡镇、卫生社区（村）和卫生单位等创建活动，推动卫生城市创建工作扎实开展。

3. 积极推进全域创建。要充分发挥卫生城市对乡镇农村的辐射带动作用，逐步推进以城镇带乡村、以建成区带全域的全方位创建。国家卫生城市辖区范围内建成不少于 1 个国家卫生县，国家卫生县辖区范围内建成不少于 1 个国家卫生乡镇。

4. 要依托乡镇政府（街道办事处）、村（居）民委员会等基层组织及机关、企事业单位，发挥工会、共青团、妇联等群团组织作用，广泛开展如爱国卫生月、周末大扫除、卫生清洁日等爱国卫生活动，制定居民公约、村规民约，推动爱国卫生运动融入群众日常生活。多措并举支持社会组织、专业社会工作者和志愿者积极参与爱国卫生运动。

5. 营造浓厚的卫生城市宣传氛围，群众知晓度高。城市醒目位置设置国家卫生城市标识。

标准原文

（四）探索建立健康影响评估制度，推动将健康融入所有政策，把全生命周期健康管理理念贯穿城市规划、建设和管理全过程各环节。将应对突发公共卫生事件纳入国土空间规划和城市建设规划，并逐步建设完善相关设施。

标准释义

1. 在城市规划、建设和管理全过程各环节融入并体现健康理念，政府探索建立并实施重大公共政策健康影响评估制度，重大公共政策指以政府名义印发的政策、规划等。有条件的地方，要积极开展重大工程和项目健康影响评估。

2. 政府在国土空间规划和城市建设规划中要坚持预防为先、平战结合的原则，按照行政管理和社会治理的组织层级，科学划分单元，合理配置各类应急服务设施，落实差异化、精准化的应急管控措施，实现预防控制、医疗救治、运行保障和指挥应急处置能力的整体提升。城市有突发公共卫生事件应急预案和大型公共建筑应急设施转换预案，在突发公共卫生事件发生时，公共建筑依法可被临时征用，作为集中医学隔离观察点、方舱医院等场所。新建体育场（馆）、剧院等大型公共建筑，要兼顾应急救治和隔离转换等需求。

标准原文

（五）畅通爱国卫生建议和投诉渠道，认真核实和解决群众反映的问题。群众对卫生状况满意。

标准释义

1.充分利用来电、来信、12345 热线和网络新媒体等，畅通群众参与爱国卫生运动的渠道，积极采纳群众的合理意见和建议。对受理的每一起建议和投诉，严格执行办理时限和反馈时限，做到事事有落实，件件有回音。

2.开展群众满意度调查活动，针对薄弱环节不断改进工作，提高群众对卫生状况的满意度，群众对本地区卫生状况满意率应≥90%。

二、健康教育和健康促进

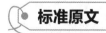

（六）辖区内健康教育网络健全，利用健康科普专家库、资源库

和报纸、电视、网络等主要媒体，广泛开展健康教育和健康促进活动，提升居民健康素养水平，倡导文明健康、绿色环保生活方式。大力普及中医养生保健知识和方法。各主要媒体设有健康教育栏目。车站、机场、港口、广场和公园等公共场所设立的电子屏幕和公益广告等应当具有健康教育内容。

标准释义

1. 各地要建立健全以健康教育专业机构为核心、以医疗卫生机构为骨干，以社区、学校、机关、企事业单位为基础的健康教育工作网络。要加强健康教育工作及其专业人才培养，建立健康知识和技能核心信息发布制度，利用健康科普专家库、资源库和报纸、电视、网络等主要媒体，广泛开展倡导文明健康、绿色环保生活方式活动，普及健康科学知识，向公众提供科学、准确的健康信息。[参考文件:《中华人民共和国基本医疗卫生与健康促进法》《国务院关于实施健康中国行动的意见》《关于加强健康促进与教育的指导意见》]

2. 健康教育专业机构要加强对基层和各级各类单位健康促进与教育工作的业务指导和人员培训，制订和发布健康教育核心信息，开发和制作健康传播材料，定期组织开展居民健康素养监测，总结推广典型经验。

3. 各类医疗卫生机构要发挥专业优势开展健康促进与健康教育。基层医疗卫生机构要针对患者开展个体化健康教育服务，发放健康科普材料，定期面向患者举办针对性强的健康知识讲座。医务人员掌握与岗位相适应的健康科普知识，在诊疗过程中主动提供健康指导。逐步建立鼓励医疗卫生机构和医务人员开展健康促进与教育的激励约束机制，调动医务人员参与健康促进与教育工作的积极性。

4. 学校应利用多种形式实施健康教育，普及健康知识和技能，提高学生主动防病的意识，培养学生良好卫生习惯和健康的行为习惯，减少、改善学生近视、肥胖等不良健康状况。加强学校健康教育师资队伍建设，把健康教育作为学校卫生专业技术人员、专（兼）职保健教师、健康教育教师、体育教师职前教育和职后培训重要内容。

5. 机关、企事业单位和社会组织要开展健康促进与健康教育活动，提高干部职工健康意识，倡导健康生活方式。改善机关和企事业单位卫生环境，完善体育锻炼设施。举办健康知识讲座，开展符合单位特点的健身和竞赛活动，定期组织职工体检。

6. 社区要以家庭为对象，广泛开展健康教育和健康科普活动，提高家庭成员健康意识，倡导家庭健康生活方式。调动各类社会组织和个人的积极性，发挥志愿者作用，注重培育和发展根植于民间的、自下而上的健康促进力量。

7. 推广普及中医养生保健知识和易于掌握的中医养生保健技术和方法。［参考文件：《中医药发展战略规划纲要（2016—2030 年）》］

8. 建立健全全媒体健康科普知识发布和传播机制，辖区广播电台、电视台、报社、网站等主要媒体设有固定的健康教育栏目，结合创卫、健康素养提升、疫情防控、热点健康问题等，制作、播放健康公益节目，开展针对性强的健康传播活动。加强对媒体健康教育内容的指导和监管，正确引导社会舆论和公众科学理性应对健康风险因素。对于传播范围广、对公众健康危害大的虚假信息，要组织专家及时澄清和纠正。［参考文件：《关于建立健全全媒体健康科普知识发布和传播机制的指导意见》］

9. 车站、机场、港口、广场和公园等人群集中的重要公共场所，根据所服务对象集中、流动的特点，按照辖区健康教育的总体安排，利用电子屏幕、宣传栏、宣传展板和电视终端等形式，开展有针对性的健康教育宣传活动。

10. 城市居民健康素养水平≥23% 或持续提升。［参考文件：《中国公民健康素养——基本知识与技能（2015 年版）》］

标准原文

（七）辖区内积极开展健康县区、健康乡镇和健康村、健康社区、健康企业、健康机关、健康学校、健康促进医院、健康家庭等健康细胞建设。建设健康步道、健康主题公园等，推广"三减三健"等慢性病防控措施。

标准释义

1.加快推进健康县区、健康乡镇和健康细胞等建设，做好动员部署、组织实施、效果评价和总结推广等工作，提升全社会参与健康治理的能力和水平，积极打造有利于人民群众健康的生产生活和工作学习环境。[参考文件：《健康村等健康细胞和健康乡镇、健康县区建设规范（试行）》《健康企业建设规范（试行）》]

2.健康县区、健康乡镇建设是通过完善健康政策、建设健康环境、构建健康社会、优化健康服务、倡导健康文化等措施，有效控制健康危险因素，降低辖区常见健康危害，提升群众健康素养和健康水平，促进县区、乡镇治理与人的健康协调发展。

3.健康村、健康社区、健康企业、健康机关、健康学校、健康促进医院、健康家庭建设是健康细胞建设的重要内容。通过建设健康环境、优化健康服务、倡导健康文化等措施，有效控制健康危险因素，减少健康危害，提升群众健康素养和健康水平，实现环境与人的健康协调发展。

4.加强健康步道、健康主题公园等建设，为公众提供方便可及的活动场所：

（1）健康步道是指适用于社区、单位、公园等公共场所内，具有一定长度，可供公众开展健步走等形式的健身活动，并获取健康相关知识和技能的步行道路。

（2）健康主题公园是指适用于向公众传播健康知识，促进公众身体活动，同时提高健康素养和获取健康技能的公园。[参考文件：《全民健康生活方式行动健康支持性环境建设指导方案（2019 年修订）》]

5. 针对重点人群和重点场所，推广"三减三健"等慢性病防控措施。减盐、减油、减糖行动以餐饮从业人员、儿童青少年、家庭主厨为主，健康口腔行动以儿童青少年和老年人为主，健康体重行动以职业人群和儿童青少年为主，健康骨骼行动以中青年和老年人为主。要传播核心信息，提高群众对少盐少油低糖饮食与健康关系的认知，帮助群众掌握口腔健康知识与保健技能，倡导科学运动、维持能量平衡、保持健康体重的生活理念，增强群众对骨质疏松的警惕意识和自我管理能力。[参考文件：《全民健康生活方式行动方案（2017—2025 年）》《国家卫生健康委疾控局关于持续推进"三减三健"专项行动重点工作的通知》]

标准原文

（八）统筹建设全民健身场地设施，构建更高水平的全民健身公共服务体系，满足人民群众经常性的体育锻炼需求。广泛开展全民健身活动，增进广大群众积极参加体育锻炼的意识，倡导居民维持健康体重。机关、企事业单位等落实工作场所工间操制度。

标准释义

1. 构建多层级健身设施网络和城镇社区 15 分钟健身圈，人均体育场地面积不低于 2.2 平方米。新建居住区按室内人均建筑面积不低于 0.1 平方米或室外人均用地面积不低于 0.3 平方米的标准配建公共健身设施。公共体育设施向社会免费或低收费开放。[参考文件：《关于构建更高水平的全民健身公共服务体系的意见》《国务院办公厅关于加强全民健身场地设施建设发展群众体育的意见》《全民健身基本公共服务标准（2021 年版）》《公共体育场馆基本公共服务规范》]

2. 每个社区、行政村应设置一种及以上能够满足青少年和老年人等各类人群需要、可免费使用的全民健身场地设施，包括球类运动场地、健身步道、室外健身器材、体育公园、全民健身中心、公共体育场馆等。建有全民健身场地设施的社区比例达到100%。

3.广泛开展全民健身活动，坚持线上线下结合、传统新兴并举，开展群众喜闻乐见、丰富多彩的全民健身赛事活动。结合当地实际情况，开展社区运动会、全民健身日等主题活动，引导居民提高身体活动意识，培养运动习惯。了解和掌握全民健身相关知识，将健身活动融入日常生活中，掌握运动技能，少静多动，减少久坐，保持健康体重。

4.城市居民经常参加体育锻炼人数比例达到38.5%以上。经常参加体育锻炼的人指每周参加体育锻炼频度3次及以上，每次体育锻炼持续时间30分钟及以上，每次体育锻炼的运动强度达到中等及以上的人。

5.国家对社会体育指导员实行技术等级制度，社会体育指导员技术等级称号由低到高分为：三级社会体育指导员、二级社会体育指导员、一级社会体育指导员、国家级社会体育指导员。鼓励引导社会体育指导人员在健身场所等地方为群众提供科学健身指导服务，提高健身效果，预防运动损伤。每千人口拥有的各级社会体育指导员人数不低于2.16名。

6.机关、企事业单位等落实工作场所工间操制度。发挥行业体育协会、机关企事业单位工会、职工体育协会的作用，广泛建立职工体育俱乐部和体育健身团队，开展符合单位特点和职工喜闻乐见的体育健身和竞赛活动，形成自觉锻炼、主动健身、追求健康的良好社会风尚。

标准原文

（九）深入开展控烟宣传活动，辖区内禁止在大众传播媒介或者公共场所、公共交通工具、户外发布烟草广告，依法规范烟草促销、赞助等行为。全面推进无烟党政机关、无烟医疗卫生机构、无烟学校、无烟家庭等无烟环境建设并取得显著成效，积极推进控烟立法执法，逐步实现室内公共场所、工作场所和公共交通工具全面禁烟。

标准释义

1. 各级政府要高度重视控烟宣传工作，结合国家和当地控烟立法进展情况，充分利用传统媒体和新媒体平台，开展烟草（含传统卷烟和电子烟等新型烟草制品，下同）危害和控烟技能宣传，增强公众对烟草危害的认识，提高公众保护自己免受二手烟、三手烟危害的能力。健康教育专业机构及学校、医院、社区、机关、企事业单位等应在日常健康教育活动中，把烟草控制作为重点宣传内容。［参考文件：《健康中国行动（2019—2030 年）》］

2. 辖区内禁止任何形式的烟草广告：

（1）烟草广告指任何形式的商业性宣传推介活动，其目的效果或可能的效果在于直接或间接地推销烟草制品或促进烟草使用。

（2）禁止在大众传播媒介或者公共场所、公共交通工具、户外发布烟草广告。禁止利用互联网发布烟草广告。禁止向未成年人发送任何形式的烟草广告。禁止利用其他商品或者服务的广告、公益广告，宣传烟草制品名称、商标、包装、装潢以及类似内容。烟草制品生产者或者销售者发布的迁址、更名、招聘等启事中，不得含有烟草制品名称、商标、包装、装潢以及类似内容。［参考文件：《中华人民共和国广告法》《互联网广告管理暂行办法》《电子烟管理办法》］

3. 推动全面建成无烟党政机关，鼓励企事业单位等组织开展无烟环境建设。各级领导干部在控烟工作中要起到模范带头作用，在禁止吸烟的场所不吸烟，公务活动参加人员不吸烟、不敬烟、不劝烟。无烟党政机关建成比例≥90%。［参考文件：《关于领导干部带头在公共场所禁烟有关事项的通知》《关于加强无烟党政机关建设的通知》］

4. 积极开展无烟医疗卫生机构建设，医务人员在诊疗过程中要主动传播健康知识和技能，劝导、帮助患者戒烟。不在工作时间吸烟，不在医院室内吸烟，不着工作服吸烟。无烟医疗卫生机构建成比例≥90%。［参考文件：《关于进一步加强无烟医疗卫生机构建设工作的通知》］

5. 积极开展无烟学校建设，教师要做学生控烟的表率，不在学校吸烟，不当着学生的面吸烟。学校周边 100 米内禁止售烟，禁止向未成年人销烟。无烟学校建成比例≥90%。〔参考文件：《关于进一步加强青少年控烟工作的通知》《教育部关于在全国各级各类学校禁烟有关事项的通知》《关于进一步加强无烟学校建设工作的通知》〕

6. 积极开展无烟家庭建设，广泛宣传保护家人免受烟草危害。15 岁以上人群吸烟率低于 20%。

7. 积极推进控烟立法，出台全面控烟法律法规规定，逐步实现室内公共场所、工作场所和公共交通工具内全面禁止吸烟（县出台规范性文件或被市级全面控烟法律法规规定覆盖）：

（1）室内场所是指有顶部遮蔽且四周封闭总面积达 50% 以上的所有空间，不论该顶部、围挡、墙壁使用了何种物料，也不论该结构是永久的还是临时的，这类区域都定义为"室内场所"。

（2）公共场所涵盖公众可以进入的所有场所或供集体使用的场所，无论其所有权或进入权。

（3）工作场所指工作人员在其就业或工作期间使用的任何场所。包括：工作场所，如办公室、会议室、实验室等；工作期间使用的附属或关联场所，如走廊、升降梯、楼梯间、大厅、联合设施、咖啡厅、洗手间、休息室、餐厅、车辆等。

（4）公共交通工具是指从事旅客运输的各种公共汽车、出租车、火车、船只、飞机、缆车轿厢等正在运营中的交通工具。

8. 辖区内所有室内公共场所、工作场所及主要入口处，公共交通工具内张贴醒目的禁止吸烟标识和提示语。禁止吸烟标识张贴正确、规范（包括"禁止吸烟"的图标和字样、监督举报电话以及部门落款等）。

三、市容环境卫生

（十）主次干道和街巷路面平整，道路照明及景观照明设施整洁、完好，运行正常。垃圾桶（箱）等垃圾分类收集容器配置齐全，分类标志统一规范，满足当地垃圾分类要求。无乱搭乱建、乱堆乱摆、乱停乱放、乱贴乱画、乱扔乱倒等现象，无卫生死角，基本消除易涝积水点。主次干道和街巷路面及时进行保洁，保洁质量符合相关标准要求。河道、湖泊等水面清洁、岸坡整洁，无垃圾杂物。建筑工地（含待建、拆迁、在建等工地）管理到位，卫生整洁，规范围挡，无扬尘、噪声污染，建筑垃圾规范运输处理，无乱倒垃圾和乱搭乱建现象。

标准释义

1.城市容貌应达到相关标准要求，城市可结合实际制定高于国家规定的容貌标准并公布实施。[参考标准：《城市市容市貌干净整洁有序安全标准（试行）》《城市容貌标准》（GB 50449—2008）]

2.道路及附属设施要求：

（1）城市道路保持平坦、完好，没有坑凹、碎裂、隆起、溢水等现象，便于通行。道路及附属设施养护符合标准要求。[参考标准：《城镇道路养护技术规范》（CJJ 36—2016）]

（2）道路在进行新建、扩建、改建、养护、维修等施工作业时，施工现场实施噪声污染防治措施，并设置明显标志和安全防护设施。施工完毕后及时平整现场、恢复路面、拆除防护设施。临时道路管理规范，有效控制扬尘，无生活垃圾堆积。

（3）坡道、盲道等无障碍设施畅通、完好，道缘石整齐、无缺损。交通护栏、隔离墩经常清洗、维护，无空缺、损坏、移位、歪倒。道路上设置的井（箱）盖、排水箅等及时加固、更换、归位和补齐，出现恶劣天气、洪涝灾害时能够确保设施齐全、有效运行，无安全隐患，窨井盖完好率≥98%。

3. 加强城镇广场、立交桥下、地下构筑物、棚户区等易涝点的治理，强化排涝措施。推进易涝、积水点的整治，基本消除易涝积水点。［参考文件：《城镇排水与污水处理条例》］

4. 照明管理要求：

（1）照明符合生态环境保护的要求，避免光污染，采用高效、节能、美观的照明灯具及光源。

（2）功能照明设施整洁、完好，灯杆、灯具、配电柜等照明设备和器材定期维护，及时排除城市照明设施故障，确保正常运行，道路及公共场所装灯率达到100%。

（3）景观照明与功能照明应统筹兼顾，做到经济合理，满足使用功能，景观效果良好。

5. 生活垃圾收集容器管理要求：

（1）废物箱、垃圾桶等垃圾收集容器整洁美观，定期维护和更新，设施完好并运转正常。按照当地垃圾分类要求，设置统一规范、清晰醒目的生活垃圾分类标志。

（2）重点场所附近及其他公众活动频繁处，设置垃圾收集站（点）、废物箱等环境卫生设施。

（3）生活垃圾中的有害垃圾应使用密闭容器，单独收集、运输和处理，其相关容器、设备应具有标志，标志的图案和颜色设置规范。［参考标准：《生活垃圾分类标志》（GB/T 19095—2019）］

6. 市容环境有序管理要求：

（1）主要街道两侧建（构）筑物外形完好、整洁，定期粉刷、修饰，建筑物沿街立面设置的遮阳帐篷、空调外机等设施的下沿高度符合标准规

定。［参考标准：《民用建筑设计统一标准》（GB 50352—2019）］

（2）无乱搭乱建、乱堆乱摆、乱停乱放、乱贴乱画、乱扔乱倒等现象。道路、公共场所无违规占道经营和店外经营，禁止占用绿地经营。无随意堆放废弃家具家电、装修材料等现象。经批准设置的路边便民餐点、早（夜）市，按规定时间、规定地点有序经营，经营设施摆放整齐，经营结束后场地无垃圾、油污。

（3）机动车、非机动车有序规范停放，不占用绿化带、盲道，机动车无违规停放在人行道，非机动车停放不影响行人通行。废弃车、"僵尸"车等得到及时清理。

（4）城区无卫生死角，街巷里弄路面普遍硬化，无残垣断壁和私搭乱建等影响市容环境卫生现象。保持环境卫生整洁，无暴露垃圾、粪便、污水，无污迹，无渣土。建筑物屋顶保持整洁、美观，不得堆放杂物，屋顶安装的设施、设备规范设置。

7.道路清扫和保洁要求：

（1）建立清扫保洁制度，明确清扫保洁范围、等级划分、质量评价等要求。道路清扫保洁范围应为车行道、人行道、车行隧道、人行过街地下通道、地铁站、高架路、桥梁、人行过街天桥、立交桥及其他设施等，不得有道路清扫保洁空白或未落实地段。

（2）清扫保洁作业符合有关标准规定，清扫保洁等级根据道路所处地段和人流量等合理确定，清扫保洁作业内容及频次与道路清扫保洁等级一致。［参考标准：《城市道路清扫保洁与质量评价标准》（CJJ/T 126—2022）］

（3）合理配置环卫清扫保洁作业人员和机械设备，在符合道路清扫保洁相关标准的基础上，主次干道每日保洁时间不低于16小时，街巷路面每日保洁时间不低于12小时。

（4）加强机械化洗扫、清洗、洒水作业并根据气候条件调整，道路机械化清扫率≥80%。高温季节，大城市、特大城市每日进行道路洒水作业，缺水城市的路面洗扫、清洗和洒水根据具体情况确定。

8.水域保洁作业要求：

（1）水域保洁作业等级划分符合要求。及时清除垃圾、粪便、油污、动物尸体、水生植物等漂浮废物，严格控制污水超标排入，无发绿、发黑、发臭等现象。[参考标准：《城市水域保洁作业及质量标准》（CJJ/T 174—2013）]

（2）岸坡保持整洁完好，无破损，无堆放垃圾，无定置渔网、渔箱、网筒，无违章建筑和堆积物品，堤岸立面无吊挂杂物。

（3）水域保洁作业船只和各类船舶、趸船及码头等临水建筑容貌整洁，无明显污渍和破损。

9.建筑工地管理要求：

（1）建筑工地管理（含待建、拆迁、在建等工地）符合相关要求，建立环境与卫生管理制度，保持卫生整洁。[参考标准：《城市容貌标准》（GB 50449—2008）、《建设工程施工现场环境与卫生标准》（JGJ 146—2013）]

（2）工地有围墙、围栏遮挡并保持整洁、完好、美观、牢固、稳定。围墙外侧环境保持整洁，不得堆放物料、机具、垃圾等，墙面不得有污迹，无乱张贴、乱涂画等现象。

（3）出口处设置车辆冲洗设施，并对驶出车辆进行清洗。施工工地出入口处、机动车清洗场站地面平整，无坑洼，周边干净，无污水、泥浆排入城市道路，无占道冲洗车辆、损坏污染道路现象。

（4）主要道路硬化处理，定期清扫、洒水。裸露的场地和堆放的土方采取覆盖、固化或绿化等措施。

（5）设置文明施工标语或宣传画，倡导文明施工。在噪声敏感建筑物集中区域施工作业优先使用低噪声施工工艺和设备。施工单位采取减振降噪措施保证场界处噪声排放符合标准要求。拆除建筑物或构筑物时采用隔离、洒水等降噪、降尘措施，及时清理废弃物。

（6）生活区、办公区卫生防疫及临时设施管理符合要求。[参考标准：《建设工程施工现场环境与卫生标准》（JGJ 146—2013）]

（7）建立建筑垃圾全过程管理制度，规范建筑垃圾产生、收集、贮存、运输、利用、处置行为，推进垃圾减量化、资源化、无害化。建立建筑垃圾分类处理制度，根据工程施工情况制定建筑垃圾处置计划，合理安排各类建设工程需要回填的建筑垃圾。［参考文件及标准：《中华人民共和国固体废物污染环境防治法》《城市建筑垃圾管理规定》《建筑垃圾处理技术标准》（CJJ/T 134—2019）］

（8）建筑垃圾运输工具容貌整洁、标志齐全，车厢、集装箱、车辆底盘、车轮、船舶无大块泥沙等附着物，采用机械密闭装置。

10. 城市运行管理服务平台建设符合相关要求，在现有城市管理信息化工作基础上，整合或共享城市管理相关部门数据资源，拓展统筹协调、指挥调度、监督考核、综合评价和公众服务等功能，与上一级平台实现互联互通、数据同步、业务协同，全面提升城市管理信息化覆盖水平，城市管理信息化覆盖率≥90%。［参考文件及标准：《城市综合管理服务平台建设指南（试行）》《城市运行管理服务平台技术标准》（CJJ/T 312—2021）、《城市运行管理服务平台数据标准》（CJ/T 545—2021）］

标准原文

（十一）建筑物外立面上的广告设施和招牌的高度、大小符合规定标准，不遮盖建筑物外观轮廓，不影响建筑物本身和相邻建筑物采光、通风，不造成光污染。建筑玻璃幕墙的可见光反射比及其对周边建筑和交通的影响符合现行国家标准有关规定。

标准释义

1. 户外广告和招牌设施符合城市公共安全、城市风貌管理、历史文化保护传承、城市容貌等方面要求，设施尺度、形式和风格与周边环境相协调，不影响行人、车辆通行安全，不妨碍他人生产经营或居民正常生活，不影响建筑物本身和相邻建筑采光、通风，不造成光污染。［参考标准：《市容环卫工程项目规范》（GB 55013—2021）、《城市户外广告和招

牌设施技术标准》（CJJ/T 149—2010）、《城市居住区规划设计标准》（GB 50180—2018）]

2. 建筑玻璃幕墙满足采光、隔热和保温要求，不对周围环境产生有害反射光的影响。玻璃幕墙采用可见光反射比不大于 0.30 的玻璃。在城市快速路、主干道、立交桥、高架桥两侧的建筑物 20 米以下及一般路段 10 米以下的玻璃幕墙采用可见光反射比不大于 0.16 的玻璃。在 T 形路口正对直线路段处设置玻璃幕墙时，采用可见光反射比不大于 0.16 的玻璃。[参考标准：《玻璃幕墙光热性能》（GB/T 18091—2015）]

标准原文

（十二）加强绿化工作，提高建成区绿化覆盖率和公园绿地面积，强化绿地管理。

标准释义

1. 制定城市绿地系统规划，建成区绿化覆盖率≥38%，人均公园绿地面积≥9 平方米。[参考标准：《城市绿地规划标准》（GB/T 51346—2019）]

2. 绿化定期养护，保持植物生长良好、叶面洁净美观，无明显病虫害、死树、地皮空秃。环境整洁美观，无垃圾杂物堆放，及时清除渣土、枝叶等，严禁露天焚烧枯枝、落叶等。[参考标准：《园林绿化养护标准》（CJJ/T 287—2018）]

3. 绿带、花坛（池）内的泥土土面低于边缘石 10 厘米以上，边缘石外侧面保持完好、整洁。树池周围的土面低于边缘石，宜采用草坪、碎石等覆盖，无泥土裸露。

4. 绿化带无停车现象。行道树整齐美观，不妨碍车、人通行，不碰架空线。无违章侵占绿地现象，无在城市树木花草和绿化设施上悬挂或摆放与绿化无关的物品等现象。

标准原文

（十三）生活垃圾转运站等环卫设施、再生资源回收基础设施符合相关标准要求，数量充足，布局合理，管理规范。生活垃圾分类收集运输体系和废旧物资循环利用体系完善，生活垃圾、粪便分类收集运输容器、车辆等设备设施实现密闭化、规范化，生活垃圾、粪便及时清运。

标准释义

1. 垃圾转运站设置和管理符合有关要求，强化二次污染控制措施，优化外部交通组织，满足分类转运要求。［参考标准：《生活垃圾转运站技术规范》（CJJ/T 47—2016）］

2. 再生资源回收基础设施和废旧物资循环利用体系要求：

（1）建设完善再生资源回收和废旧物资循环利用体系。根据当地经济发展水平、人口密度、环境和资源等具体情况，制定再生资源回收网点规划并实施，合理布局，规范建设，城区回收网点覆盖率达到100%。回收站面积在 30 平方米以上，有稳固的场房，不露天堆放，并做到统一管理、统一标准、统一品牌、统一标识。

（2）加强生活垃圾分类收运体系和再生资源回收体系在规划、建设、运营等方面的融合，统筹推进回收网点与生活垃圾分类网点"两网融合"。鼓励发展"互联网＋废旧物资回收"、家电家具租赁等新模式。［参考文件及标准：《国家发展改革委等部门关于加快废旧物资循环利用体系建设的指导意见》《再生资源回收体系建设规范》（GB/T 37515—2019）］

3. 生活垃圾收集清运要求：

（1）生活垃圾收集符合相关标准，及时清运，无堆积。垃圾收集容器整洁，定位设置，封闭完好，无散落垃圾和积留污水，无恶臭，基本无蝇，摆放整齐。危险废物、工业废物和建筑垃圾不得进入生活垃圾收运处理系统。生活垃圾全部实行容器收集，全面推广分类收集。[参照标准：《生活垃圾分类标志》（GB/T 19095—2019）]

（2）生活垃圾运输符合相关标准，使用生活垃圾专用密闭运输车辆，车容整洁，标志清晰，车体外部无污物、灰垢。运输垃圾应密闭，在运输过程中无垃圾扬、撒、拖挂和污水滴漏。垃圾装运量以车辆的额定荷载和有效容积为限，不得超重、超高运输。运输作业结束，车辆及时清洗干净。船舶运输垃圾参照车辆运输要求。

4.环卫设施的臭气控制及其他污染物排放符合相关标准要求。[参考标准：《城镇环境卫生设施除臭技术标准》（CJJ 274—2018）]

5.粪便收集运输要求：

（1）有污水管网和污水处理厂的地区，应将粪污水纳入污水管网集中处理。没有污水管网的地区，应建造符合卫生要求的化粪池或其他处理设施。严禁粪便、粪污水直排，化粪池、贮粪池、粪箱等设置规范，运行安全。

（2）粪便收集在符合相关标准的基础上，做到收集设施外形清洁、美观，密闭性好，粪便不暴露，臭气不扩散，无蝇蛆孳生，基本无蝇。地下贮粪池无渗、无漏、无溢，收集设施有专人管理和保洁，倒粪口、取粪口清洁，地面无粪迹、垃圾和污水。

（3）粪便运输应使用粪便专用密闭运输车辆，车容完好整洁，车体无粪迹污物，装载容器密闭性好，运输过程中无"滴、漏、洒、落"，装载适量无外溢，及时卸清。按指定地点及时卸粪，不得任意排放，运输作业结束后及时清洗车辆和辅助设施。船舶运输粪便参照车辆运输要求。

6.落实塑料废弃物回收利用和处置的相关要求，加强塑料废弃物回收和清运。

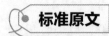 **标准原文**

（十四）推行生活垃圾分类和减量化、资源化。因地制宜加快建

立生活垃圾分类投放、分类收集、分类运输、分类处理系统，实现生活垃圾分类有效覆盖。加强城市生活垃圾回收利用和无害化处理。建有港口的城市，应建立完善船舶污染物"船—港—城""收集—接收—转运—处置"衔接和协作制度。

标准释义

1. 生活垃圾分类要求：

（1）加强生活垃圾分类管理能力建设，加快建立分类投放、分类收集、分类运输、分类处理的生活垃圾管理体系，实现生活垃圾分类制度有效覆盖。

（2）结合本地实际，设置简便易行的生活垃圾分类投放装置，合理布局居住社区、商业和办公场所的生活垃圾分类收集容器、箱房、桶站等设施设备。

（3）建立健全与生活垃圾分类收集相衔接的运输网络，合理确定分类运输站点、频次、时间和线路，配足、配齐分类运输车辆（船舶）。防止生活垃圾"先分后混、混装混运"，推行"车载桶装、换桶直运"等密闭、高效的厨余垃圾收运系统，减少装车运输过程中的"抛、洒、滴、漏"。

（4）组织开展生活垃圾分类宣传，教育引导公众养成生活垃圾分类习惯。

2. 推进生活垃圾减量化、资源化：

（1）有计划地改进燃料结构，发展清洁能源，减少燃料废渣等固体废物的产生量。

（2）加强产品生产和流通过程管理，避免过度包装，组织净菜上市，减少生活垃圾的产生量。

（3）统筹规划，合理安排回收、分拣、打包网点，促进生活垃圾的回收利用。

（4）鼓励引导住宿、餐饮等服务型行业，优先采用重复使用、易回收利用的包装物，餐饮行业禁止使用不可降解塑料袋、不可降解一次性塑料吸管、不可降解一次性塑料餐具，宾馆酒店不主动提供一次性塑料用品等。

（5）从生活垃圾中回收的物质按照国家规定的用途、标准使用，不得用于生产可能危害人体健康的产品。

（6）落实塑料废弃物回收利用和处置相关要求，加强塑料废弃物规范回收利用和清运，开展塑料污染治理和塑料垃圾专项整治，减少塑料垃圾填埋量和环境泄漏量。

3. 推进生活垃圾无害化：

（1）提高生活垃圾的综合利用和无害化处置水平，城市生活垃圾回收利用率＞35%，城市生活垃圾无害化处理率达到100%。

（2）生活垃圾处理设施运行管理做到各项管理台账、监测资料齐全，各种规章制度落实规范到位，生产正常，运行安全。生活垃圾卫生填埋场、焚烧厂、堆肥处理厂的运行符合相关标准要求。［参考标准：《生活垃圾卫生填埋处理技术规范》（GB 50869—2013）、《生活垃圾焚烧处理工程技术规范》（CJJ 900—2009）、《生活垃圾综合处理与资源利用技术要求》（GB/T 25180—2010）、《生活垃圾填埋场无害化评价标准》（CJJ/T 107—2019）、《生活垃圾焚烧厂运行维护与安全技术标准》（CJJ 128—2017）、《生活垃圾焚烧厂评价标准》（CJJ/T 137—2019）、《城市生活垃圾堆肥处理厂运行维护技术规程》（CJJ 86—2014）、《生活垃圾堆肥厂评价标准》（CJJ/T 172—2011）、《城镇垃圾农用控制标准》（GB 8172—1987）］

（3）开展厨余垃圾资源化、无害化处理工作。产生、收集厨余垃圾的单位和其他生产经营者，将厨余垃圾交由具备相应资质条件的单位进行无害化处理。禁止畜禽养殖场、养殖小区利用未经无害化处理的厨余垃圾饲喂畜禽。餐饮业和单位要加强餐厨垃圾分类收集、定点清运和相关管理制度，实行分类投放、专业收集和运输。

（4）生活垃圾处理设施配备渗沥液、臭气等处理设施，污染防治符合相关标准要求。［参考标准：《生活垃圾填埋污染控制标准》（GB 16889—

2008）、《生活垃圾焚烧污染控制标准》（GB 18485—2014）]

4.船舶污染物管理主体明确、责任清晰，排放符合要求，完善船舶污染物"船—港—城""收集—接收—转运—处置"全过程衔接和协作。[参考标准：《船舶水污染物排放控制标准》（GB 3552—2018）]

标准原文

（十五）积极推进厕所革命，公共厕所设置符合相关标准要求，数量充足，干净整洁，实现卫生厕所全覆盖。主次干道、车站、医疗机构、机场、港口、旅游景点、集贸市场、商场等公共场所的公厕设施不低于二类标准。生活污水有效收集处理。

标准释义

1.公厕规划设计做到规划合理、设计科学，公厕数量、间距、类别、功能、管理等符合相关要求，逐步做到规范化、标准化，保持公厕清洁、卫生设备设施完好。[参考标准：《城市环境卫生设施规划标准》（GB/T 50337—2018）、《环境卫生设施设置标准》（CJJ 27—2012）、《城市公共厕所设计标准》（CJJ 14—2005）、《公共厕所卫生规范》（GB/T 17217—2012）、《旅游厕所质量等级的划分与评定》（GB/T 18973—2016）]

2.公厕服务质量要求：

（1）落实管理责任，健全公厕日常保洁责任制度。

（2）公厕的采光、通风、供排水、标志符合要求，日常管理达到"四净三无两通一明"，即地面净、墙壁净、厕位净、周边净，无溢流、无蚊蝇、无臭味，水通、电通，灯明。公厕附近设置标有公厕标志、方向和距离的指示牌，公厕标志符合规定。[参考标准：《城市环境卫生质量标准》《城市公共厕所设计标准》（CJJ 14—2005）]

3.生活污水收集处理要求：

（1）建设生活污水收集管网。因地制宜实施雨污分流改造，开展老旧破损和易造成积水内涝问题的污水管网、雨污合流制管网诊断修复更新，推进管网错接混接漏接改造，提升污水收集效能，基本消除城市生活污水直排口和收集处理设施空白区，生活污水收集管网基本全覆盖，城市生活污水集中收集率≥75%或持续提升（适用于地级及以上城市）。

（2）生活污水处理厂建设、运行、维护、安全、污染物排放及污泥处理符合相关标准。城市生活污水处理率≥95%（适用于县），全面实现污泥无害化处置。[参考标准：《城镇污水处理厂工程施工规范》（GB 51221—2017）、《城镇污水处理厂工程质量验收规范》（GB 50334—2017）、《城镇污水处理厂污染物排放标准》（GB 18918—2002）、《城镇污水处理厂运行、维护及安全技术规程》（CJJ 60—2011）]

标准原文

（十六）建成区和城乡接合部农产品市场布局合理，建设管理符合规范要求，科学设置经营区域，实行生熟分开、干湿分离；兼营零售业务的农产品批发市场，应当做到批发与零售业务分区域或分时段经营。农产品批发市场、零售市场设施设备应符合卫生防疫和食品安全要求，应配备卫生管理和保洁人员，落实定期休市和清洗消毒制度，环卫设施齐全、干净整洁。市场活禽销售区域应相对独立设置，实行隔离宰杀，对废弃物实施规范处理，逐步实现市场无活禽交易。农产品冷链物流设施要结合实际预留消杀防疫空间。临时便民市场采取有效管理措施，保障周边市容环境卫生、交通秩序和群众正常生活秩序。流动商贩管理规范。无使用厚度小于0.025毫米的超薄塑料购物袋现象。

标准释义

1.建成区和城乡接合部农产品市场（含农产品批发市场）建设管理符合相关管理规范。出台地方性法律法规或相关标准，因地制宜推动菜市场标准化建设改造。[参考文件及标准：《关于进一步加强农产品市场体系建设的指导意见》《农贸市场管理技术规范》（GB/T 21720—2008）、《农产品批发市场管理技术规范》（GB/T 19575—2004）〕

2. 功能分区要求：

（1）科学设置经营区域，实行生熟分开、干湿分离，按照商品种类划行归市设置交易区，同类商品区域相对集中，分开陈列销售，分区标志清晰，市场内经营者字号标牌统一规范，可根据需要设置农民自产自销交易区。

（2）批发市场严格划分交易区、仓储区和综合服务区，做到功能分区明确、设施配套齐全，场内地面硬化、干净整洁，交易厅棚标识醒目，禁止出现住宿、交易和仓储不分现象。

（3）兼营零售业务的农产品批发市场，做到批发与零售业务分区域或分时段经营。

3. 硬件设施要求：

（1）市场内设置标准摊位或商品柜台，商品摆放整齐、干净，无占道经营、乱堆放杂物等现象。

（2）直接入口的食品、半成品有清洁、卫生外罩或覆盖物。鲜活水产品交易配备蓄养池、宰杀操作台、废弃物桶等设施。

（3）环卫设施齐全，给、排水设施完善，公厕、垃圾站设置符合要求，公厕不低于二类标准。

4. 食品安全要求：

（1）严格卫生防疫和食品安全要求，从业人员个人卫生良好，从事接触直接入口食品工作的食品经营人员持有效健康合格证明。

（2）健全管理制度，严格落实入场经营者建档、市场巡查、信息公布等食品安全责任义务，严禁票证不全、来源不明的食品入市，过期、变质食品及时清理。

（3）批发市场配备检验设备和检验人员或委托符合法律规定的检验机构开展抽样检验，结合蔬菜、水果、肉类、水产等不同品类的食品特点，建立完善溯源工作体系。

（4）通过督促经营者向供货方索证索票，向销售方供证供票，做到食品经营来源可溯、去向可追。

5.环境卫生要求：

（1）配备卫生管理和保洁人员，落实清扫保洁制度。

（2）室内道路清扫保洁不得低于二级保洁标准。

（3）各类经营摊点备有垃圾收集容器，摊位内外整洁，无垃圾、杂物和污迹。

（4）严格按要求做好垃圾分类，确保垃圾日产日清、分类处理。在交易区规划建设垃圾中转站，增加固体废弃物和污水处理设备。

6.市场消杀要求：

（1）建立健全卫生、消毒等管理制度和市场定期休市制度，休市期间组织市场进行全面彻底清洗、消毒。

（2）农产品冷链物流设施要结合实际预留消杀防疫空间。

7.加强活禽销售市场的监管，督促市场经营者落实主体责任：

（1）依法规范专门活禽批发市场、有活禽经营的农贸市场活禽经营区域设置及管理，积极推行"集中屠宰、冷链运输、冰鲜上市"，鼓励科学布局屠宰、销售网点，不断扩大冷链仓储物流能力，健全家禽产品冰鲜流通和配送体系，逐步实现市场无活禽交易。

（2）市场内的活禽销售区域相对独立设置、功能分区合理，宰杀间与活禽存放间应当隔离，宰杀间与出售场地应当分开。

（3）排风、照明、供排水、消毒和宰杀加工等设施设备齐全，墙面铺设瓷砖，废弃物盛放桶加盖密闭。

（4）建立健全卫生、消毒、无害化处理等管理制度，对活禽经营、宰杀场所以及活禽笼具、宰杀器具等坚持每日消毒。建立活禽经营市场定期休市制度，休市期间组织市场进行全面彻底地清洗、消毒。

（5）活禽粪便、污物以及宰杀活禽的废弃物等按规定进行无害化处理。[参考文件：《中华人民共和国动物防疫法》《动物检疫管理办法》《活禽经营市场高致病性禽流感防控管理办法》]

8.临时便民市场设置规范合理，管理制度齐全，定时定点定品种开放，配备专门管理人员，设置生活垃圾收集容器，落实清扫保洁制度，划定临时停车区域，保证周边市容环境卫生、交通秩序和群众正常生活秩序。加强流动商贩管理，食品摊贩符合食品安全要求，保证所生产经营的食品卫生、无毒、无害。

9.农产品市场开办者和市场内销售者，禁止委托生产、购买和在市场内使用厚度小于0.025毫米的超薄塑料购物袋，推广使用环保布袋、纸袋等非塑制品和可降解购物袋。[参考文件：《国家发展改革委 生态环境部关于进一步加强塑料污染治理的意见》]

标准原文

（十七）建成区和城乡接合部饲养畜禽和野生动物需符合有关法律法规要求，居民文明规范饲养宠物，畜禽粪污得到有效处置；各类集贸市场、花鸟宠物市场及动物交易市场无非法交易和宰杀野生动物现象。

标准释义

1.建成区和城乡接合部饲养畜禽和野生动物符合相关规定，从事饲养符合国家要求的野生动物的单位和个人需取得国家重点保护野生动物驯养繁殖许可证。[参考文件：《中华人民共和国野生动物保护法》《中华人民共和国畜牧法》《中华人民共和国动物防疫法》《国家畜禽遗传资源目录》]

2.加强野生动物保护的宣传教育和科学知识普及，无养殖国家明确规定禁止养殖的禁食野生动物现象，规范管理允许养殖的禁食野生动物。[参考文件：《全国人民代表大会常务委员会关于全面禁止非法野生动物交易、革除滥食野生动物陋习、切实保障人民群众生命健康安全的决定》《国家林业和草原局关于规范禁食野生动物分类管理范围的通知》]

3.饲养动物的单位和个人应履行动物疫病强制免疫义务，对动物规范实施免疫接种，按规定建立免疫档案、加施畜禽标识，取得《动物防疫条件合格证》。动物饲养场和养殖小区的选址、布局、设施设备等符合相关要求，建立免疫、用药、检疫申报、疫情报告、消毒、无害化处理、畜禽标识等制度及养殖档案。[参考标准：《动物饲养场防疫准则》（GB/T 39915—2021）]

4.倡导科学文明饲养宠物的理念，避免盲从猎奇求异心理，在不妨碍他人前提下合理饲养。携带犬只出户规范佩戴犬牌并采取系犬绳等措施，防止犬只伤人、疫病传播。饲养其他类型宠物符合地方相关要求，流浪犬、猫得到妥善控制和处置，防止疫病传播。

5.畜禽粪污进行无害化处理，鼓励采取粪肥还田、制取沼气、生产有机肥等方式进行资源化利用。[参考标准：《畜禽粪便无害化处理技术规范》（GB/T 36195—2018）]

6.各类集贸市场、花鸟宠物市场及动物交易市场的开办者及市场销售者禁止非法买卖和宰杀或代他人宰杀野生动物。城区内无出售、购买、利用野生动物及其制品广告，无禁止使用的猎捕工具广告或者为禁止使用的猎捕工具提供交易服务，无非法交易、宰杀野生动物及其制品现象。

标准原文

（十八）社区和单位建有卫生管理组织和相关制度，卫生状况良好，环卫设施完善，推行垃圾分类，垃圾及时清运，公共厕所符合卫生要求；道路平坦，绿化美化，无乱搭乱建、乱堆乱摆、乱停乱放、乱贴乱画、乱扔乱倒现象。

标准释义

1.结合地方特点制订切合实际的各项卫生规章制度，积极开展各项爱国卫生活动，搞好环境卫生和绿化美化，卫生状况良好。

2.垃圾收集容器（房）、垃圾压缩收集站、公共厕所等环卫设施规范设置，定期保洁和维护。公共厕所达到三类或三类以上标准，厕所内清洁卫生，无蝇无蛆，基本无异臭味。

3.通过设立宣传栏、垃圾分类督导员、宣传员、指导员等方式，引导居民分类收集、分类投放生活垃圾。明确生活垃圾分类方式，标志统一、规范、清晰，干净整洁，便于居民投入生活垃圾。生活垃圾及时清运，路面、绿地、院落等外部环境无暴露垃圾、无卫生死角、环境整洁。

4.道路硬化平坦，整洁卫生，无违章搭建、占路设摊，无乱堆乱摆、乱停乱放，无乱扔垃圾、乱倒污水。楼道整洁，无乱堆杂物，门窗无破损。

5.公共设施规范设置，合理布局，整洁完好，座椅（具）、书报亭、邮箱、报栏、电线杆、变电箱等设施上无乱张贴、乱刻画、乱涂写现象。各类架设管线符合有关规定，不乱拉乱设。［参考标准：《城市居住区规划设计标准》（GB 50180—2018）］

6.居民饲养宠物和信鸽等整洁规范，不得污染环境，宠物在道路和其他公共场地排放的粪便及时清除。

标准原文

（十九）城乡接合部建有配套生活污水处理、排放设施和充足的垃圾收集站（点）、再生资源回收站（点）、公共厕所等设施；卫生清扫保洁及时，日常管理规范，垃圾及时清运，普及卫生户厕；道路硬化平整，主要道路配备路灯；无乱搭乱建、乱堆乱摆、乱停乱放、乱贴乱画、乱扔乱倒现象。

标准释义

1.积极组织开展城乡接合部基础设施建设和环境卫生综合整治活动，规范设置和管理环境卫生设施，提升城乡接合部环境，促进城乡和谐发展。［参考标准：《市容环卫工程项目规范》（GB 55013—2021）、《环境卫

生设施设置标准》（CJJ 27—2012）]

2.垃圾收集设施位置相对固定，满足生活垃圾分类收集要求，并与分类处理方式相适应。住宅小区和民用建筑内附属配套的生活垃圾收集房（间）有给水排水设施，冲洗污水排入污水管网。严禁垃圾长期积存，做到密闭运输、及时清运。

3.公厕设置符合规划，数量满足要求，有专人管理，厕所内外环境清洁卫生。积极开展改水改厕和环境整治，做到安全供水，全面使用卫生厕所。

4.配齐城乡接合部清扫保洁队伍，制定卫生保洁制度。道路做到每天清扫，专人保洁。城乡接合部主要道路的清扫保洁质量和路面废弃控制指标要求分别不低于三级道路标准。[参考标准：《城市道路清扫保洁与质量评价标准》（CJJ/T 126—2022）]

5.道路硬化平整，无坑洼、积水及泥土裸露。停车规范有序，基本消除乱搭乱建、乱堆乱摆、乱停乱放、乱贴乱画、乱扔乱倒等现象。主要道路配备路灯等照明设施，并保持整洁、完好。

标准原文

（二十）加强铁路沿线两侧环境卫生整治，铁路两侧500米范围内无露天堆放的彩钢瓦、塑料薄膜、防尘网等轻飘物品，铁路沿线安全保护区内无倾倒垃圾、排污等现象。

标准释义

1.加强铁路沿线两侧环境卫生管理，地方政府和铁路运输企业责任清晰、分工明确、保障有力。以铁路两侧500米范围内的彩钢瓦、石棉瓦、树脂瓦、简易房、塑料薄膜、防尘网、广告牌等轻质物体为重点，定期开展铁路沿线两侧环境卫生整治，依法严厉查处在铁路线路安全保护区内未经批准擅自堆放垃圾渣土等违法行为，确保无倾倒垃圾、排污等现象，无安全隐患。

2.加强铁路沿线安全管控，防尘网、塑料薄膜、彩钢瓦、简易房等轻硬质建（构）筑物安装牢固，无违法、废弃、破损严重的经营、办公、居住等轻硬质建（构）筑物。

四、生态环境

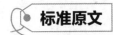

标准原文

（二十一）近3年辖区内未发生重大环境污染和生态破坏事故。

标准释义

近3年辖区内未发生重大环境污染和生态破坏事故（因不可抗力因素引发的除外），重大环境污染和生态破坏事故参照重大突发环境事件执行。凡符合下列情形之一的，为重大突发环境事件：

（1）因环境污染直接导致10人以上30人以下死亡或50人以上100人以下中毒或重伤的。

（2）因环境污染疏散、转移人员1万人以上5万人以下的。

（3）因环境污染造成直接经济损失2000万元以上1亿元以下的。

（4）因环境污染造成区域生态功能部分丧失或该区域国家重点保护野生动植物种群大批量死亡的。

（5）因环境污染造成县级城市集中式饮用水水源地取水中断的。

（6）Ⅰ、Ⅱ类放射源丢失、被盗的；放射性同位素和射线装置失控导致3人以下急性死亡或者10人以上急性重度放射病、局部器官残疾的；放射性物质泄漏，造成较大范围辐射污染后果的。

（7）造成跨省级行政区域影响的突发环境事件。

标准原文

（二十二）加强大气污染治理，环境空气质量良好或持续改善。无烟囱排黑烟现象，无秸秆、垃圾露天焚烧现象。排放油烟的餐饮单位安装油烟净化装置并保持正常使用。

标准释义

1.环境空气质量监测技术和评价方法符合国家相关技术规范要求，环境空气质量指数（AQI）不超过100的天数≥320天（国家卫生县≥300天）；达不到该要求的地区，环境空气质量指数需逐年持续改善。环境空气主要污染物年均值达到《环境空气质量标准》（GB 3095—2012）二级标准。［参考文件：《中华人民共和国大气污染防治法》］

（1）环境空气质量指数（AQI）计算方法、评价方法和标准及首要污染物的确定符合环境保护标准要求。［参考标准：《环境空气质量指数（AQI）技术规定（试行）》（HJ 633—2012）］

（2）环境空气中有效的污染物浓度数据符合《环境空气质量标准》（GB 3095—2012）最低要求，主要污染物浓度年均值达到二级标准或逐年下降。

2.各类污染源废气排放满足国家或地方大气污染物排放标准要求。高污染燃料禁燃区内，生产和生活中禁止使用《高污染燃料名录》规定的煤炭等高污染燃料。烟囱烟气经烟气净化装置净化后达标排放，无排放黑烟现象。

3.秸秆禁烧区域，禁止露天焚烧秸秆、落叶等造成空气污染的物质。人口集中地区和其他依法需要特殊保护的区域，禁止焚烧沥青、油毡、橡胶、塑料、皮革、垃圾以及其他产生有毒有害烟尘和恶臭气体的物质。

4.排放油烟的餐饮服务业经营者安装符合环境保护要求的油烟净化设施并保持正常使用，或者采取其他油烟净化措施，油烟达标排放，防止对附近居民的正常生活环境造成污染。[参考标准:《环境标志产品技术要求 吸油烟机》（HJ 1059—2019）、《饮食业油烟排放标准》（GB 18483—2001）]

标准原文

（二十三）区域环境噪声控制良好，声功能区夜间环境质量达标。

标准释义

1. 实施噪声污染防治行动，加快解决群众关心的突出噪声问题，控制区域环境噪声平均值≤55分贝，声功能区夜间环境质量达标率≥75%。

2. 执行五种类型声环境功能区环境噪声限值（表1），声环境功能区五种类型分别为:

（1）0类声环境功能区:指康复疗养区等特别需要安静的区域。

（2）1类声环境功能区:指以居民住宅、医疗卫生、文化教育、科研设计、行政办公为主要功能，需要保持安静的区域。

（3）2类声环境功能区:指以商业金融、集市贸易为主要功能，或者居住、商业、工业混杂，需要维护住宅安静的区域。

（4）3类声环境功能区:指以工业生产、仓储物流为主要功能，需要防止工业噪声对周围环境产生严重影响的区域。

（5）4类声环境功能区:指交通干线两侧一定距离之内，需要防止交通噪声对周围环境产生严重影响的区域，包括4a类和4b类两种类型。4a类为高速公路、一级公路、二级公路、城市快速路、城市主干路、城市次干路、城市轨道交通（地面段）、内河航道两侧区域。4b类为铁路干线两侧区域。[参考标准:《声环境质量标准》（GB 3096—2008）、《声环境功能区划分技术规范》（GB/T 15190—2014）]

3. 对功能区声环境质量进行监测，各类声环境功能区夜间噪声限值详见下表（表1），区域环境噪声总体水平控制达到较好及以上水平

（表2）。[参考标准：《环境噪声监测技术规范 城市声环境常规监测》（HJ 640—2012）]

表1 环境噪声限值

声环境功能区类别	时段	
	昼间／分贝	夜间／分贝
0 类	50	40
1 类	55	45
2 类	60	50
3 类	65	55
4 类		
4a 类	70	55
4b 类	70	60

表2 城市区域环境噪声总体水平   单位：分贝

等级	一级	二级	三级	四级	五级
昼间平均等效声级	≤50.0	50.1—55.0	55.1—60.0	60.1—65.0	>65.0
夜间平均等效声级	≤40.0	40.1—45.0	45.1—50.0	50.1—55.0	>55.0

注：一级至五级分别对应评价为"好""较好""一般""较差"和"差"。

标准原文

　　（二十四）各级水环境功能区全部达到要求，未划定功能区的水质不低于五类。无乱排污水现象，无黑臭水体。

标准释义

　　1. 水环境功能区（或水功能区）划分合理，监测符合要求，水质达到功能区类别对应的要求：

　　（1）划定水环境功能区（或水功能区），并经政府按权限批准实施。

　　（2）每年按照国家和省级生态环境行政部门制定的环境监测工作要点

及方案的要求开展地表水水质监测工作，监测项目、频次符合要求，城区内划定水环境功能区（或水功能区）的水质达到相应功能水质的要求。

（3）未划定水环境功能的水体水质不低于五类，无黑臭现象，黑臭水体分级评价指标符合要求。[参考文件：《"十四五"城市黑臭水体整治环境保护行动方案》《城市黑臭水体整治工作指南》]

2.污水按照要求进行收集处理，无乱排污水现象。

标准原文

（二十五）集中式饮用水水源地水质达标。辖区内重点河湖主要控制断面生态流量达标。

标准释义

1.饮用水水源地安全保障措施到位：

（1）划定饮用水水源保护区，建立饮用水水源保护区制度。饮用水水源保护区划分由省、自治区、直辖市政府批准，跨省份的饮用水水源保护区，由有关省级政府商有关流域管理机构划定。[参考文件：《中华人民共和国水法》《中华人民共和国水污染防治法》]

（2）地方政府在饮用水水源保护区的边界设立明确的地理界标和明显的警示标志，各类标志符合要求。饮用水水源一级保护区内无排污口，无从事网箱养殖、旅游、游泳、垂钓或者其他可能污染饮用水水体的活动。[参考标准：《饮用水水源保护区标志技术要求》（HJ/T 433—2008）]

（3）建立水源地污染来源防护和预警、水质安全应急处置以及净水厂应急处理等饮用水安全保障体系。制定水源地污染事故应急预案，定期开展应急演练，配备应急物资和器材。

（4）单一水源供水城市应当建设应急水源或备用水源，有条件的地区可以开展区域联网供水，提高饮用水水源水量保障水平。

2.集中式饮用水水源地监测工作符合国家要求，扣除环境本底影响后，水质达标率达到 100%：

（1）所有在用的并向市区供水的集中式生活饮用水水源地均按要求开展水质监测，监测点位、项目、频次符合国家和省级生态环境行政部门制定的环境监测工作要点及方案的要求。

（2）地表水源一级保护区达到Ⅱ类水质，地表水源二级保护区达到Ⅲ类水质，地下水源达到Ⅲ类水质（受环境本底影响导致水源超标的除外，但经供水厂处理后符合标准要求）。对有多个监测点位的同一水源，则按多个点位的浓度平均值评价达标情况。[参考标准：《地表水环境质量标准》（GB 3838—2002）、《地下水质量标准》（GB/T 14848—2017）、《生活饮用水卫生标准》（GB 5749—2022）]

3.辖区内重点河湖生态流量主要控制断面（考核断面和管理断面）生态流量达到国家保障目标要求。[参考文件：《全国重点河湖生态流量确定工作方案》]

标准原文

（二十六）辖区内应建有符合条件的医疗废物集中处理设施，各类医疗废物处置能力应满足辖区内医疗卫生机构的处置需求。辖区内医疗卫生机构依法分类收集医疗废物，医疗废物统一由有资质的医疗废物处置单位处置。对确不具备医疗废物集中处置条件的地区，医疗机构应当使用符合条件的设施自行处置。医疗污水收集、处理、消毒和排放符合国家及地方有关要求。

标准释义

1.推行医疗废物集中无害化处置，医疗卫生机构依法有专人或部门负责医疗废物分类收集，统一由有资质的医疗废物集中处置机构进行消杀、转运、处置。医疗废物无害化处理率达到 100%。[参考文件：《中华人民共和国固体废物污染环境防治法》《中华人民共和国传染病防治法》《医疗

废物管理条例》《危险废物经营许可证管理办法》]

2. 地级以上城市至少建成 1 个符合运行要求的医疗废物集中处置设施。每个县（市）建成医疗废物收集转运处置体系，实现县级以上医疗废物全收集、全处理，医疗废物处置能力满足辖区内医疗卫生机构的处置需求。不具备集中处置医疗废物条件的地区，医疗卫生机构按照县级政府卫生健康行政部门、生态环境行政部门的要求，自行就地处置其产生的医疗废物。自行处置医疗废物的，符合下列基本要求：

（1）使用后的一次性医疗器具和容易致人损伤的医疗废物，应当消毒并做毁形处理。

（2）能够焚烧的，应当及时焚烧。

（3）不能焚烧的，消毒后集中填埋。[参考文件：《医疗卫生机构医疗废物管理办法》《医疗机构废弃物综合治理工作方案》]

3. 医疗废物处置单位要求：

（1）从事医疗废物集中处置活动的单位，须具有危险废物处置经营许可证，未发生超出经营许可证规定内容从事危险废物收集、贮存、利用、处置的经营活动。

（2）医疗废物处置单位要制定突发环境事件的防范措施和应急预案，配置应急防护设施设备，定期开展应急演练。建立危险废物经营情况记录簿，定期向环保部门报告经营活动情况。建立日常环境监测制度，自行或委托有资质的单位对污染物排放进行监测，主要污染物排放达到国家规定的排放标准限值要求。

（3）医疗废物处置单位相关管理人员和从事危险废物收集、运送、暂存、利用和处置等工作的技术人员要掌握国家相关法律法规、规章和有关规范性文件的规定。熟悉本单位制定的危险废物管理规章制度、工作流程、应急预案等各项工作要求。掌握危险废物分类收集、运送、暂存的正确方法和操作程序，提高安全防护和应急处置能力。

4. 发生重大传染病疫情等突发事件时，县级以上政府统筹协调医疗废物等危险废物的收集、贮存、运输、处置等工作，保障所需的车辆、场地、处置设施和防护物资落实到位。卫生健康、生态环境、环境卫生、交通运输等部门协同配合，依法履行应急处置职责。

5.医源性污水的处理排放符合国家有关要求，医疗机构建有污水处理站，污水经处理后主要污染物达到排放限值后方可排放。带有传染病房的综合医疗机构，将传染病房污水与非传染病房污水分开。传染病房的污水、粪便经消毒后方可与其他污水合并处理。[参考标准：《医疗机构水污染物排放标准》（GB 18466—2005）]

五、重点场所卫生

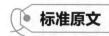

（二十七）公共场所实行卫生监督量化分级管理，公共场所卫生信誉度等级应向社会公示，并使用统一标识。卫生许可证件齐全有效，卫生管理规范，直接为顾客服务的人员取得有效健康合格证明。

标准释义

1.掌握本地公共场所单位基本情况，制定卫生许可流程并对外公示，档案资料齐全。[参考文件：《公共场所卫生管理条例》《公共场所卫生管理条例实施细则》]

2.根据本地实际，结合国家和省确定的专项行动和重点抽检计划，制订并实施本地年度公共场所卫生监督、监测计划和专项行动方案，工作有总结。

3.开展公共场所卫生监督量化分级工作，制订量化分级方案、标准，实施公共场所卫生信誉度等级评定、社会公示工作。[参考文件：《公共场所卫生监督量化分级管理指南》]

4. 公共场所卫生管理要求：

（1）建立健全卫生管理制度和卫生管理档案。

（2）根据经营特点制定落实相应的卫生操作规程，明确环境清扫保洁、卫生设施设备运行、维护管理、物品采购储存、公共用品用具清洗消毒保洁等相关工作程序和要求。

（3）在醒目位置公示卫生许可证、卫生信誉度等级和一年内的卫生检测报告。

（4）制定传染病和健康危害事故应急预案，发生传染病流行和危害健康事故时，应立即处置，防止危害扩大。

（5）从业人员有传染病感染症状时，应脱离工作岗位，排除传染病后方可重新上岗。

5. 公共场所卫生要求：

（1）卫生相关产品执行进货验收制度，保证产品质量，标签标识规范。

（2）公共用品用具一客一换，按照有关卫生标准和要求清洗、消毒、保洁，记录齐全。公共用品用具的配备数量满足经营需要。禁止重复使用一次性用品用具。

（3）根据经营规模和项目设置清洗、消毒、保洁、盥洗等设施设备和公共卫生间。设施设备正常运行，卫生间保持清洁无异味。

（4）卫生清扫工具、工作车的配备与管理使用能够满足工作需求，避免交叉污染。

（5）保持空气流通，室内空气质量符合国家卫生标准和要求。

（6）公共场所采用集中空调通风系统的，要符合公共场所集中空调通风系统相关卫生规范和规定的要求。分散式空调设施室内机组的滤网和散流罩定期保洁，不得有积尘。

（7）生活饮用水、游泳池水和沐浴用水卫生管理和水质符合国家卫生标准和要求。

（8）清洗消毒间、清洁物品储藏间、公共卫生间、烫染发间、洗衣房等功能房间宜设置固定标牌，明确房间用途。

6.公共场所从业人员管理要求：

（1）每年组织从业人员进行健康检查，从业人员取得健康合格证明后方可上岗。患有痢疾、伤寒、甲型病毒性肝炎、戊型病毒性肝炎等消化道传染病，以及活动性肺结核和化脓性、渗出性皮肤病等疾病的人员，治愈前不得从事直接为顾客服务的工作。

（2）组织从业人员参加公共场所卫生法律法规和卫生知识培训，经考核合格后方可上岗。有相应的培训、考核资料和记录。在岗从业人员每2年复训一次。

（3）从业人员保持良好的个人卫生，养成良好卫生习惯。

标准原文

（二十八）小浴室、小美容美发店、小歌舞厅、小旅店等经营资格合法，室内外环境整洁，卫生管理、硬件设施符合相应国家标准要求。

标准释义

1.小浴室基本要求：

（1）洗浴场所不宜设在地下室，沐浴区、更衣室、清洗消毒间、暖通空调、给排水符合公共场所设计卫生规范要求。

（2）有"禁止性病、传染性皮肤病患者沐浴"警示性标志。

（3）使用燃煤或液化气供应热水的，应使用强排式通风装置。淋浴间内不得设置直排式燃气热水器，不得摆放液化石油气瓶，可能产生一氧化碳气体的沐浴场所配备一氧化碳报警装置。

（4）池浴配备池水循环净化消毒装置，循环净化装置正常运行，营业期间每日补充足量新水。

2.小美容美发店基本要求：

（1）美容美发区、清洗消毒间（区）、暖通空调、排水、电气符合公共场所设计卫生规范要求。

（2）设有头癣、皮肤病患者专用工具，独立存放，标示"头癣、皮肤病患者专用工具"字样。

（3）使用燃煤或液化气供应热水的，应使用强排式通风装置，燃烧产生的气体直接排到室外。

3. 小歌舞厅应符合公共场所卫生及管理相关要求。

4. 小旅店基本要求：

（1）床单、枕套、被套等床上用品保持整洁，一客一换，长住客至少一周一换。床罩、枕芯、床垫等用品定期更换清洗，保持整洁。

（2）客房卫生间设置洗漱、淋浴、水冲式便器等卫生洁具，使用专用清扫工具对相应的洁具进行清扫，对洁具表面进行消毒。

（3）客房无卫生间的设置公共盥洗室、公共浴室，每床位配备一套脸盆、脚盆。

（4）公共浴室设置符合小浴室基本要求。

标准原文

（二十九）学校、幼儿园和托育机构的教室、食堂（含饮用水设施）、宿舍、厕所等教学和生活环境符合相关国家卫生标准或规定。学校按照规定设立校医院或卫生室，校医或专（兼）职保健教师配备比率达标，配备专兼职心理健康工作人员。学校传染病防控工作机制健全并严格执行。

标准释义

1. 中小学校、幼儿园和托育机构教室、食堂、宿舍、厕所等设计、布局、内部配置符合相关标准要求。[参考标准及文件：《中小学校设计规范》（GB 50099—2011）、《中小学校采暖教室微小气候卫生要求》（GB/T 17225—2017）、《中小学校教室换气卫生要求》（GB/T 17226—2017）、《学校课桌椅功能尺寸及技术要求》（GB/T 3976—2014）、《书写板安全卫生要求》（GB 28231—2011）、《中小学校教室采光和照明卫生标准》（GB 7793—2010）、《托儿所、幼儿园建筑设计规范》（JGJ 39—2016，含强制性条文）、《幼儿园建设标准》（建标 175—2016）、《托育机构设置标准（试行）》《托育机构管理规范（试行）》]

2.学校按照要求配备专职或兼职卫生技术人员或保健教师：

（1）城市普通中小学和普通中学设卫生室，按学生人数 600∶1 的比例配备专职卫生技术人员。

（2）学生人数不足 600 人的学校，可以配备专职或者兼职保健教师，开展学校卫生工作。

（3）配备专（兼）职保健教师或卫生专业技术人员的学校比例达到 70% 以上。[参考标准：《国家学校体育卫生条件试行基本标准》]

3.建立区域性中小学生心理辅导中心，每所中小学校至少要配备 1 名专职心理健康教育教师或学校社会工作者，县级教研机构要配备心理教研员。[参考文件：《教育部办公厅关于加强学生心理健康管理工作的通知》]

4.学校在卫生健康行政部门的技术指导下，制定传染病预防控制的应急预案和相关制度，包括：传染病疫情相关突发公共卫生事件的应急预案，传染病疫情相关突发公共卫生事件的报告制度，学生晨检制度，因病缺课登记、追踪制度，复课证明查验制度，学生健康管理制度，学生免疫规划的管理制度，传染病预防控制的健康教育制度，通风、消毒等制度。学校应严格落实各项传染病预防控制制度，并根据传染病预防控制形势及时进行调整和完善。[参考标准：《中小学校传染病预防控制工作管理规范》（GB 28932—2012）]

📎 标准原文

（三十）中小学体育与健康课程开课率达标。中小学生每天校内体育活动时间充足。学校眼保健操普及率达标。中小学生近视率、肥胖率逐年下降。近 3 年辖区内无重大学校食物中毒事件。

标准释义

1. 保障体育与健康教学质量，促进学生全面发展。在基本保障小学1年级—2年级每周4节体育课，小学3年级以上至初中每周3节体育课，高中每周2节体育课的基础上，鼓励中小学各学段根据学校实际适当增加每周体育课时，义务教育阶段可每天1节体育课，高中阶段可每周3节体育课以上。中小学校每学期应在体育与健康课程总课时中安排4个健康教育课时。中小学体育与健康课程开课率达到100%。[参考文件：《〈体育与健康〉教学改革指导纲要（试行）》]

2. 中小学校组织全体学生每天上下午各做1次眼保健操，学校眼保健操普及率达到100%。

3. 辖区内儿童青少年总体近视率和新发近视率明显下降，总体近视率力争在上一年基础上降低0.5个百分点以上。[参考文件：《综合防控儿童青少年近视实施方案》]

4. 根据各地儿童青少年超重肥胖率现状，全国各省（区、市）划分为高、中、低三个流行水平地区。以2002—2017年超重率和肥胖率年均增幅为基线，2020—2030年，高流行地区儿童青少年超重率和肥胖率年均增幅在基线基础上下降80%，中流行地区儿童青少年超重率和肥胖率年均增幅在基线基础上下降70%，低流行地区儿童青少年超重率和肥胖率年均增幅在基线基础上下降60%。如所在省份制定并发布相关卫生健康发展规划，其中设立的规划目标高于上述目标值，则满足省级规划目标值。三个流行水平区分别为：

（1）高流行水平地区：陕西、北京、吉林、天津、山西、上海、内蒙古、辽宁、黑龙江、江苏、山东、河北。

（2）中流行水平地区：湖南、甘肃、浙江、福建、新疆、湖北、安徽、宁夏、河南、江西、重庆。

（3）低流行水平地区：广西、海南、云南、青海、广东、西藏、贵州、四川。[参考文件：《儿童青少年肥胖防控实施方案》]

5. 近 3 年辖区内未发生重大学校食物中毒事件。

标准原文

（三十一）辖区内存在职业病目录所列职业病危害因素的企业职业病危害项目及时申报。对接触职业病危害的劳动者依法进行职业健康检查。近 3 年辖区内未发生重大职业病危害事故。

标准释义

1. 职业病目录指国家公布的职业病危害因素目录。

2. 辖区内工作场所存在职业病危害因素的用人单位，根据职业病危害因素目录，对目录所列职业病危害项目，及时、如实地向卫生健康行政部门申报，并接受监督，申报率＞90%。［参考文件：《中华人民共和国职业病防治法》］

3. 对接触职业病危害的劳动者依法进行职业健康检查：

（1）用人单位按照国务院卫生健康行政部门的规定组织上岗前、在岗期间和离岗时的职业健康检查，并将检查结果书面告知劳动者。

（2）在职业健康检查中发现有与所从事职业相关的健康损害的劳动者，用人单位应根据职业健康检查机构、职业病诊断医疗机构的意见，将其调离原工作岗位，并妥善安置。对留有残疾，影响劳动能力的劳动者，应进行劳动能力鉴定，并根据其鉴定结果安排适合其本人职业技能的工作。

（3）用人单位为劳动者建立职业健康监护档案，并按照规定的期限妥善保存。用人单位依法履行职业病诊断、鉴定的相关义务。［参考标准：《职业健康监护技术规范》（GBZ 188—2014）］

4. 近 3 年辖区内未发生重大职业病危害事故。重大职业病危害事故是指一次发生急性职业病造成 10 人以上死亡，或者 50 人以上重伤，或者发生职业性炭疽 5 人以上的事件。

标准原文

（三十二）旅客列车车厢、轮船客舱、飞机客舱和商场、超市等公共场所卫生检测结果符合国家相关标准要求。

标准释义

1. 候车（机、船）室、旅客列车车厢、轮船客舱、飞机客舱、商场、超市的基本卫生、卫生管理和从业人员卫生等符合要求，公共用品定期更换，保持整洁。［参考标准：《公共场所卫生管理规范》（GB 37487—2019）］

2. 候车（机、船）室、旅客列车车厢、轮船客舱、飞机客舱、商场、超市每年开展不少于 1 次卫生学检测，物理因素、室内空气质量、生活饮用水、集中空调通风系统符合要求，在醒目位置如实公示检测结果并及时更新。［参考标准：《公共场所卫生指标及限值要求》（GB 37488—2019）］

六、食品和生活饮用水安全

标准原文

（三十三）近 3 年辖区内未发生重大食品安全和饮用水安全事故，依法报告食品安全和饮用水安全事故信息。

标准释义

1. 近 3 年辖区内未发生重大食品安全和饮用水安全事故。

重大食品安全事故是指：

（1）事故危害严重，影响范围涉及省内两个以上市级行政区域的。

（2）造成伤害人数100人以上，并出现死亡病例的。

（3）造成10例以上死亡病例的。

（4）省级以上政府认定的其他重大食品安全事故。

重大饮用水安全事故按照当地有关规定认定。

2. 制定食品安全和饮用水安全突发事件应急预案。健全食品安全和饮用水安全突发事件报告制度，明确食品安全和饮用水安全突发事件处置措施和程序，具有应急处置的组织、人员、装备和应急监测技术，组织开展应急处置技能培训和演练。发生食品安全和饮用水安全事故及时上报，启动应急预案，按流程进行处置。

标准原文

（三十四）加强小餐饮店、小食品店、小作坊管理，无固定经营场所的食品摊贩实行统一管理，规定区域、限定品种经营。无制售"三无"食品、假冒食品、劣质食品、过期食品等现象。

标准释义

1. 严格执行国家食品安全相关标准，加强对食品生产经营单位监督管理，强化企业自身管理能力，彻底治理小餐饮店、小食品店、小作坊的"脏、乱、差"等难点问题，严厉查处制售"三无"食品、假冒食品、劣质食品、过期食品等违法行为。[参考标准：《食品安全国家标准 餐饮服务通用卫生规范》（GB 31654—2021）]

2. 食品生产经营场所要求：

（1）依法取得许可，建立食品安全管理制度，对职工进行食品安全知识培训。

（2）具有与生产经营的食品品种、数量相适应的食品原料处理和食品加工、包装、贮存等场所以及生产经营设备或者设施，保持场所内外环境整洁，并与污染源保持安全距离。

（3）设备布局和工艺流程合理，防止待加工食品与直接入口食品、原料与成品交叉污染，避免食品接触有毒物、不洁物。

（4）建立食品采购索证索票制度，留存购进食品供货商的许可资质、检验（或检疫）合格证及购货票据等相关证明。

（5）食品贮存符合食品安全所需的温度、湿度等特殊要求。贮存、运输和装卸食品的容器、工具和设备安全、无害，保持清洁。食品分类分架、隔墙离地存放，不得与有毒、有害物品一同贮存、运输。

（6）食品厂、大型餐饮单位、单位食堂、中央厨房和集体用餐配送单位要建立食品留样制度，留样设施、品种、数量、时间及留样记录符合相关规定。

（7）有上下水设施，用水符合国家规定的生活饮用水卫生标准。

3. 餐饮服务场所要求：

（1）外部环境清洁，不选择对食品有污染风险，及可导致虫害大量孳生的场所。

（2）内部环境整洁，各种物品定位整齐摆放，地面平整，无垃圾、无积水、无破损。墙壁、门窗及天花板表面光洁，无污垢、防霉、易于清洁，空调出风口无积尘。产生垃圾的场所设置密闭的垃圾桶，专间内设置脚踏式垃圾桶。

（3）卫生间设计符合标准要求，不设置在食品处理区内，独立设置排风装置，不与食品处理区或就餐区直接对接。

（4）加工或盛放生食、半成品、熟食品的工具、容器、设备、场所、运输工具以及其他物品分开贮存，设有醒目标识，防止发生交叉污染。

（5）根据食品原料、半成品、成品的贮存要求，设置贮存场所以及贮存设备，贮存场所设计符合要求，通风防潮、保持清洁，采取有效的防腐、防尘、防蝇、防鼠、防虫设施。

（6）建立并执行食品从业人员健康管理制度，从业人员每年进行健康检查，取得健康合格证明后方可上岗，组织进行相应的食品安全知识培训，从业人员工作时保持良好的个人卫生。

（7）建立并完善管理制度，制定食品安全突发事件应急处置方案，开展食品安全自查，及时发现并消除食品安全隐患。相关记录资料和文件完整真实。

4. 食品加工要求：

（1）加工前认真检查待加工食品，发现有腐败变质、混有异物或者其他感官性状异常的，不应使用。

（2）食品原料在使用前应洗净，未经事先清洁的禽蛋使用前应清洁外壳，必要时进行消毒。

（3）经过初加工的食品及时使用或者冷藏，防止污染。

（4）直接入口的易腐食品的冷却和分装、分切等操作在专间内进行，其他餐饮服务提供者按规定在专间或者专用操作区进行操作。专间或专用操作区及相关物品定期清洗消毒，保持清洁。

（5）使用食品添加剂，应在技术确有必要，并能达到预期效果的前提下尽可能减少使用量。用容器盛放开封后的食品添加剂，应标明名称、生产日期或批号、使用期限，并保留原包装，避免受到污染。

（6）分派菜肴、整理造型的工具使用前清洗消毒，供餐过程中，采取有效防护措施，避免食品受到污染。

5. 食品配送要求：

（1）配送的食品有包装，或者盛装在密闭容器中，包装和容器符合食品安全相关要求。

（2）配送前对配送工具和盛装食品的容器（一次性除外）进行清洁，接触直接入口食品的还应消毒，防止食品受到污染。

6. 小餐饮店要求：

（1）经营规模、条件符合食品安全要求，保证所经营的食品卫生、无毒、无害。

（2）餐饮具一客一消毒，消毒后放入密闭的保洁橱内，并做好消毒记录。

（3）冰柜内生食与熟食、成品与半成品、肉海鲜分离存放，不得摞放、混放，熟食和清洗过的食品加盖或加保鲜膜密闭遮盖。

（4）加工盛放生、熟食品的案板、刀具、容器分类使用，有明显区分标志。

（5）冷拼间密闭性好，操作台上方配有紫外线灯管，并有专用冰箱、空调。

（6）不购进、不加工、不出售腐烂变质、有毒、有害、索证索票资料不全或超过保质期的食品。

7. 小食品店要求：

（1）环境整洁卫生，布局合理，食品经营区域与非食品经营区域分开设置，生食区域与熟食区域分开，经营水产品的区域与其他食品经营区域分开。

（2）经营有温度、湿度等特殊要求食品的，确保食品处于保证食品安全所需的温度、湿度环境。

（3）经营散装直接入口食品的，使用加盖或非敞开式容器盛放，采取相关措施避免消费者直接接触散装直接入口食品。在散装食品的容器、外包装上标明食品的名称、生产日期或者生产批号、保质期以及生产经营者名称、地址、联系方式等内容。

8. 食品小作坊要求：

（1）环境整洁卫生，布局和工艺流程合理，经营区与生活区要分开，加工区与销售区分开。

（2）加工过程中成品、半成品、生品及其工具容器分开，避免生熟交叉使用或混放，避免食品接触有毒物或不洁物。食品原料、食品相关产品符合食品安全标准。

（3）经营冷荤菜、裱花蛋糕的达到"五专要求"，即专间操作、专人制作、专用器具、专柜冷藏、专门消毒。

（4）经营有温度、湿度等特殊要求食品的，确保食品处于保证食品安全所需的温度、湿度环境中。

（5）经营散装直接入口食品的，从业人员佩戴口罩、发帽和清洁的工作服，在密闭的场所及使用加盖或非敞开式容器盛放状况下销售。

（6）食品包装材料在清洁卫生、干燥防污染的环境存放。

（7）及时清理超过保质期或变质的食品和食材，严禁出售过期或涂改生产日期的食品和食材，做好退货或销毁不合格食品记录。

9.食品摊贩要求：

（1）食品摊贩在有关部门划定或指定的场所、区域、地点和时间内经营。

（2）有符合食品安全要求的食品销售、加工和废弃物收集设施．

（3）从合法正规渠道采购食品、食品添加剂、食品相关产品，并依法依规落实进货查验要求。

（4）用于食品经营的工具、用具、容器、设施保持清洁卫生，防止交叉污染或生熟混用。

（5）按照要求对餐饮具进行清洗消毒或使用一次性和集中消毒餐饮具。

（6）食品从业人员保持个人卫生，穿戴清洁的工作服，制售直接入口食品的，佩戴口罩和发帽。

（7）制售的直接入口食品要有防蝇、防尘、防虫设施。

标准原文

（三十五）积极推行明厨亮灶和食品生产经营风险分级管理。从事接触直接入口食品工作的食品生产经营人员取得有效的健康合格证明。落实清洗消毒制度，防蝇防鼠等设施健全。食品生产经营单位严格执行国家相关标准。

标准释义

1.积极推行明厨亮灶管理，采用透明、视频等方式，将厨房环境卫生、冷食类食品加工制作、生食类食品加工制作、烹饪和餐饮具清洗消毒等过程，向社会公众展示，视频信息保存时间不少于7天。〔参考文件：

《餐饮服务明厨亮灶工作指导意见》]

2.建立食品安全风险管理网络平台，对食品生产经营实行风险分级管理，食品生产经营风险分级管理率≥90%，逐步将食品摊贩、集中交易市场开办者、网络食品交易第三方平台开办者等纳入风险分级管理。[参考文件:《食品生产经营风险分级管理办法（试行）》]

3.食品生产经营者建立并执行从业人员健康管理制度。从事接触直接入口食品工作的食品生产经营人员每年进行健康检查，取得健康合格证明后方可上岗工作。

4.餐饮具使用前洗净、消毒，消毒后的餐饮具符合标准要求，并贮存在消毒柜或专用保洁柜内备用。餐饮具所用的洗涤剂、消毒剂及一次性餐饮具和集中消毒餐饮具向供货商索取其营业执照及检测合格报告等安全证明，不得重复使用一次性餐饮具或集中消毒餐饮具。[参考标准:《食品安全国家标准 消毒餐（饮）具》（GB 14934—2016）]

5.健全防鼠、防蝇等病媒生物防制设施，具体要求参照疾病防控和医疗卫生服务部分的重点行业和单位防蝇和防鼠设施。

标准原文

（三十六）辖区内积极推广分餐制和公筷制，大力倡导"光盘行动"。辖区内无贩卖、制售、食用野生动物现象。

标准释义

1.结合本地区实际，制定餐饮服务业分餐制、公筷制及"光盘行动"服务规范，积极推广分餐制和公筷制、"光盘行动"，引导广大消费者文明用餐:

（1）餐饮服务行业主管部门积极引导餐饮服务经营者，对各类集体食堂、会议及大型活动就餐，实施分餐制或自助餐等就餐方式。

（2）在公共用餐场所显著位置摆放标识公筷公勺和消毒日期的工作

台，便于服务人员或就餐者取用。2 人（含 2 人）以上聚餐时，可在每份菜品旁摆放一套公筷（公勺），或在每位就餐者自用筷（勺）边摆放一套颜色区分的公筷（公勺）。

（3）餐饮服务经营者主动在传统菜单上增加部分菜品的半份（或小份）的明码标价。主动提醒消费者适量点餐，主动提供剩餐打包服务，杜绝餐桌上的浪费。

2. 严格执行全面禁止非法野生动物交易的有关规定。食品生产经营者落实各类动物及其制品进货查验记录制度、索票制度。各级相关职能部门要加强对辖区内贩卖、制售、食用野生动物等的监管，杜绝非法野生动物交易。

标准原文

（三十七）市政供水、自备供水、居民小区供水管理规范，供水单位有卫生许可证。二次供水符合国家相关标准要求。开展水质监测工作，采样点选择、检验项目和频率符合相关要求。

标准释义

1. 根据国家或省级卫生健康行政部门要求，制定本地区生活饮用水水质监测工作方案，明确水质监测的采样点要求，检测项目和频率，按要求开展水质监测工作，相关档案资料齐全。鼓励有条件的地区安装使用生活饮用水水质电子监管系统开展水质监测。供水责任单位按照国家和本地区要求定期进行水质检验，做好水质档案管理工作。

2. 集中式供水（市政供水、自备供水）单位要求：

（1）取得卫生许可证，建立饮用水卫生管理规章制度，饮用水卫生日常管理工作落实到位。

（2）配备符合净水工艺要求的水净化处理设备、设施和相应的消毒设施，保证正常运转。定期对各类贮水设备进行清洗、消毒，定期对管网末梢放水清洗，防止水质污染。

（3）生活饮用水的输水、蓄水和配水等设施密封，不得与排水设施及非生活饮用水的管网连接。

（4）水处理剂和消毒剂的投加和贮存间通风良好，防腐蚀、防潮，备有安全防范和事故的应急处理设施，并有防止二次污染的措施。

（5）划定生产区的范围。生产区外围 30 米范围内保持良好的卫生状况，不得设置生活居住区，不得修建渗水厕所和渗水坑，不得堆放垃圾、粪便、废渣和铺设污水渠道。单独设立的泵站、沉淀池和清水池的外围 30 米范围内，卫生要求与生产区相同。

（6）配置必要的水质检验设备和检验人员，对水质进行日常检验。水质检验记录完整清晰，档案资料保存完好。水质检验的项目、频次按国家规定或本地区标准执行，保障供给的生活饮用水符合标准。［参考标准：《生活饮用水卫生标准》（GB 5749—2022）］

（7）直接从事供管水的人员应当进行卫生知识培训和健康体检，取得考核合格和体检合格证后方能上岗，每年组织不少于一次健康检查，不合格者不得安排上岗工作。

（8）供水单位在购买或使用涉及饮用水卫生安全产品时，应向生产企业索取卫生许可批件。

（9）供水单位制定本单位的生活饮用水污染事件应急处置预案，定期检查生活饮用水卫生安全防范措施的落实情况，及时消除安全隐患。

3.二次供水单位要求：

（1）二次供水单位的卫生管理制度、管理人员、涉及饮用水卫生安全产品、应急处置等符合卫生要求。

（2）饮用水箱或蓄水池要专用，无渗漏。

（3）蓄水池周围 10 米以内不得有渗水坑和堆放的垃圾等污染源，水箱周围 2 米内没有污水管线及污染物。

（4）设置在建筑物内的水箱顶部与屋顶的距离大于 80 厘米，水箱有透气管和罩，入孔位置和大小满足水箱内部清洗消毒工作的需要，入孔或水箱入口有盖或门，并高出水箱面 5 厘米以上，有上锁装置，水箱内外设有爬梯。

（5）水箱安装在有排水条件的底盘上，泄水管设在水箱的底部，溢水管与泄水管均不得与下水管道直接连通，水箱的容积设计不得超过用户 48 小时的用水量。

（6）水箱的材质和内壁涂料无毒无害，二次供水设施中使用的涉及饮用水卫生安全产品具有卫生许可批件。

（7）二次供水管理单位至少每半年对供水设施进行一次全面清洗、消毒，对水质进行检验合格后方可恢复使用，保证居民饮水的卫生安全。

（8）使用变频供水设备确保不对管网产生负压，否则应设置不承压水箱。

4. 小区直饮水要求：

（1）使用的净水设备、输配水设备等涉及饮用水卫生安全产品具有卫生许可批件，水质符合相关标准要求。［参考标准及文件：《生活饮用水卫生标准》（GB 5749—2022）、《饮用水净水水质标准》（CJ 94—2005）、《生活饮用水水质处理器卫生安全与功能评价规范——反渗透处理装置》］

（2）现制现售饮用水设备取得卫生健康行政部门颁发的卫生许可批件，现制现售饮用水设备铭牌信息与卫生许可批件内容相符。设备放置应远离垃圾房（箱）、厕所、禽畜饲养、粉尘和有毒有害气体等污染源。原水水质和出水水质卫生要求与管道直饮水相同。现制现售饮用水经营单位对制水设备的安全负责，加强日常管理和检测，安排专门人员每天对制水设备巡查一次，确保设备正常运转。根据制水设备的技术要求定期进行消毒、更换滤材、开展检测，并将消毒、更换滤材、检测结果、每天巡查等卫生相关信息以及卫生许可批件在饮用水设备的醒目位置进行公示。

七、疾病防控与医疗卫生服务

标准原文

（三十八）建立与经济社会发展、财政状况和实现健康目标相适应的卫生健康事业投入机制。个人卫生支出占卫生总费用的比重持续降低。

标准释义

1.政府切实履行发展卫生健康事业的职责，建立与经济社会发展、财政状况和实现健康目标相适应的卫生健康事业投入机制。

2.卫生总费用是全社会用于医疗卫生服务所消耗的资金总额，由政府卫生支出、社会卫生支出和个人卫生支出三部分构成。政府健全卫生健康领域相关投入机制，调整优化财政支出结构，加大卫生健康领域投入力度，履行政府保障基本卫生健康服务需求的责任。建立结果导向的卫生健康投入机制，开展卫生健康投入绩效监测和评价。要持续降低个人卫生支出占卫生总费用的比重，减轻居民医疗卫生费用的个人负担。

标准原文

（三十九）强化重大传染病防控措施，建立重大新发突发传染病疫情防控联防联控机制，按照相关要求制定传染病预防控制预案，落实"四早"要求，压实"四方责任"，甲、乙类法定传染病发病情况稳定。二级以上综合性医院设置公共卫生科和感染性疾病科，发热门诊、肠道门诊、预检分诊符合有关规定。近3年辖区内未发生重大实验室生物安全事故。

标 准 释 义

1.强化重大传染病防控措施，建立重大新发突发传染病疫情联防联控机制，按照相关要求制定传染病预防控制预案，落实早发现、早报告、早隔离、早治疗的"四早"要求，压实属地、部门、单位、个人"四方责任"，把防控措施落到实处：

（1）辖区政府加强组织领导，组建高效有序的防控指挥工作体系，组织制定属地重大传染病防控方案和应急处置预案，开展培训和演练，做好人员设施设备和物资储备。

（2）辖区内各行政部门制定适合本行业特点的重大传染病防控方案和技术指南，指导所辖行业单位依法依规落实各项防控措施。

（3）辖区内机关、企事业单位要落实主体责任，坚持疫情防控"五有"要求，即有疫情防控指南、有防控管理制度和责任人、有适量防护物资储备、有属地医疗卫生力量指导支持、有隔离场所和转运安排准备。
［参考文件:《中华人民共和国传染病防治法》《突发公共卫生事件应急条例》《国家突发公共卫生事件应急预案》］

2.加强对传染病防治工作的领导，辖区内甲、乙类法定传染病发病总体保持平稳，报告发病率不高于近5年平均水平。出现局部传染病疫情时，政府及卫生健康行政部门和疾病预防控制部门能够及时采取措施开展防控，有效预防控制传染病疫情扩散传播。

3.二级以上综合医院设公共卫生科或疾病控制科（处）和感染性疾病科，其他医院设立传染病预检分诊点。［参考文件及标准:《公共卫生防控救治能力建设方案》《二级以上综合医院感染性疾病科工作制度和工作人员职责》］

4.医疗机构按规定开展传染病诊疗服务，承担医疗活动中传染病疫情报告、信息登记以及与医院感染有关的危险因素监测、安全防护、消毒、隔离和医疗废物处置工作。有健全的院内感染控制制度、疫情登记和报告制度，门诊日志齐全。

5. 发热门诊、肠道门诊、预检分诊符合有关规定。[参考文件：《关于加强传染病防治人员安全防护的意见》《国家卫生健康委办公厅关于完善发热门诊和医疗机构感染防控工作的通知》]

6. 加强对病原微生物实验室生物安全的管理，病原微生物实验室依法取得批准或者进行备案，符合生物安全国家标准和要求，对病原微生物实行分类管理。[参考文件：《中华人民共和国生物安全法》《中华人民共和国传染病防治法》《病原微生物实验室生物安全管理条例》]

7. 近 3 年辖区内未发生重大实验室生物安全事故。

标准原文

（四十）多措并举降低孕产妇死亡率、婴儿死亡率和 5 岁以下儿童死亡率，持续提升人均预期寿命。按照国家免疫规划和当地预防接种工作计划，定期为适龄人群提供预防接种服务。提升妇幼健康服务能力，促进妇女儿童全面健康发展。推进医养结合服务。

标准释义

1. 落实母婴安全五项制度，持续强化质量安全管理，进一步提升妇幼健康服务水平。完善覆盖城乡的儿童健康服务体系，加强基层儿童健康服务网络，增强儿童医疗保健服务能力。多措并举预防减少孕产妇、婴儿和 5 岁以下儿童死亡，促进妇女儿童全面健康发展。[参考文件：《中共中央 国务院关于优化生育政策促进人口长期均衡发展的决定》《中国妇女发展纲要（2021—2030 年）》《中国儿童发展纲要（2021—2030 年）》《母婴安全行动提升计划（2021—2025 年）》《健康儿童行动提升计划（2021—2025 年）》]

2. 婴儿死亡率≤5.6‰或持续降低，5 岁以下儿童死亡率≤7.8‰或持续降低，孕产妇死亡率≤18/10 万或持续降低。

3. 立足全人群和全生命周期两个着力点，提供公平可及、系统连续的健康服务，针对生命不同阶段的主要健康问题及主要影响因素，强化干预，提供全程健康服务和健康保障，持续改善居民健康水平。人均预期寿命≥78.3 岁或逐年提高。

4. 辖区内接种单位按照国家免疫规划和当地预防接种工作计划，合理规划预防接种服务模式，统筹安排预防接种服务周期，定期为适龄人群提供预防接种服务。以街道（乡、镇）为单位的适龄儿童免疫规划疫苗接种率≥90%。[参考文件：《中华人民共和国疫苗管理法》]

5. 接种单位按照预防接种工作规范相关要求，根据责任区的人口密度、服务人群数以及服务半径等因素设立规范化预防接种门诊，实行按日（周）进行预防接种。按规定为适龄儿童建立预防接种证。居住满 3 个月以上的适龄儿童建卡、建证率≥95%。

6. 在儿童入托、入学时查验预防接种，县级疾病预防控制机构或者儿童居住地承担预防接种工作的接种单位接到发现未依照国家免疫规划受种儿童的报告后，在托幼机构、学校配合下督促其监护人及时带儿童到接种单位补种。

7. 完善以妇幼保健机构为核心、以基层医疗卫生机构为基础、以大中型医院和相关教学科研机构为支撑的妇幼健康服务网络，提升妇幼健康服务供给能力和水平。

8. 乡镇卫生院、村卫生室和社区卫生服务中心（站）通过妇幼卫生网络、预防接种系统以及日常医疗卫生服务等多种途径掌握辖区内的适龄儿童数量，进行儿童健康管理。辖区内 3 岁以下儿童系统管理率≥90%。[参考文件：《国家基本公共卫生服务规范（第三版）》]

9. 在对儿童开展健康体检时做好眼部和视力检查工作，利用电子健康档案等途径完善 0—6 岁儿童视力健康档案，并随儿童入学实时转移。结合家庭医生签约服务，采取多种形式广泛开展儿童眼保健和视力保护健康教育。加强上下协作，规范转诊流程，发现的异常患儿，及时转诊到上级医疗机构或妇幼保健机构进行治疗，上级机构要及时把治疗信息反馈到基层医疗卫生机构，做好后续跟踪随访。0—6 岁儿童保健和视力检查率≥90%。

10. 坚持以老年人需求为导向，强化医疗卫生与养老服务衔接，加快建立医养结合发展的相关制度、标准、规范，持续提升养老服务机构和医疗卫生机构的医养结合能力。[参考文件：《关于深入推进医养结合发展的若干意见》]

标准原文

（四十一）重大慢性病过早死亡率呈下降趋势。健全重大事件处置中的社会心理健康监测预警机制，强化心理健康促进和心理疏导、危机干预。严重精神障碍患者管理规范。

标准释义

1. 以控制慢性病危险因素、建设健康支持性环境为重点，以健康促进和健康管理为手段，提升全民健康素质，降低高危人群发病风险，提高患者生存质量，减少可预防的慢性病发病、死亡和残疾，降低心脑血管疾病、癌症、慢性呼吸系统疾病和糖尿病等重大慢性病过早死亡率。

2. 健全重大事件处置中的社会心理健康监测预警机制，将社会心理健康监测、心理危机干预和心理援助纳入辖区重大事件应急预案和技术方案。分级建立应急心理援助和危机干预的专业队伍和心理健康服务志愿者队伍。重大事件发生时能及时组织提供心理咨询、心理辅导、心理干预等心理疏导服务，处理急性应激反应，预防和减少极端行为、群体性事件发生。在事件善后和恢复重建过程中，对高危人群持续开展心理援助服务。定期开展重大事件心理应急处置演练。

3. 加强辖区内严重精神障碍患者管理，严重精神障碍患者规范管理率≥85%。建立精神卫生医疗机构、社区康复机构、社会组织和家庭相互支持的精神康复服务模式。在辖区组织开展精神卫生科普宣传、患者诊断复核、病情评估、治疗方案调整等。[参考文件：《中华人民共和国精神卫

生法》《严重精神障碍管理治疗工作规范（2018年版）》]

标准原文

（四十二）医疗卫生服务体系健全，机构建设符合国家标准要求，千人口的床位数、执业（助理）医师数、注册护士数、公共卫生人员数、药师（药士）数和万人口全科医生数等指标符合所在地区域卫生规划要求。

标准释义

1.辖区内建成体系完整、分工明确、功能互补、密切协作、运行高效的医疗卫生服务体系。基本医疗卫生资源按常住人口和服务半径合理布局，实现人人享有均等化的基本医疗卫生服务，初步形成15分钟基本医疗卫生服务圈。[参考文件：《全国医疗卫生服务体系规划纲要（2015—2020年）》]

2.辖区内医疗卫生服务机构建设符合相关标准规范，千人口的医疗卫生机构床位数、执业（助理）医师数、注册护士数、公共卫生人员数、药师（药士）数和万人口全科医生数等指标达到所在地区域卫生规划要求。[参考标准：《医疗机构基本标准（试行）》《城市社区卫生服务中心基本标准》《城市社区卫生服务站基本标准》]

标准原文

（四十三）推动机场、地铁站、火车站、公路（水路）客运站等交通枢纽以及学校、景区、机关单位、商场超市等重点行业、重点场所配置和使用自动体外心脏除颤仪(AED)等医疗急救设备和药品。对公安、消防、安保、交通和教育等重点行业人群开展急救知识与技能培训，引导全社会逐步提高全民急救能力。

标准释义

1.推进辖区院前医疗急救体系建设，配置充足的医疗急救设备和药品，并保障正常使用。

2.积极探索将自动体外心脏除颤仪（AED）纳入急救设备配置标准。根据辖区院外心脏骤停发生率、人口数量及密度、辖区面积、公共场所数量及类别等因素，科学规划、合理配置辖区内机场、地铁站、火车站、公路（水路）客运站等交通枢纽以及学校、景区、机关单位、商场超市等重点行业、重点场所公共场所自动体外除颤器，包括数量、密度、点位、安装规范等。[参考文件：《公共场所自动体外除颤器配置指南（试行）》]

3.开展面向公众的心肺复苏等急救知识和技术培训，特别是要定期对公安、消防、安保、交通和教育等重点行业人群开展急救知识与技能培训，引导全社会逐步提高全民急救能力。

4.通过官方网站、微博、微信和电视广播等媒体平台，广泛宣传急救知识和基本技能，促进急救知识和技能的全民普及，引导公众正确处理突发急救事件。

标准原文

（四十四）构建和谐医患关系，医疗卫生人员具备安全的工作条件，执业环境逐步改善。辖区内无重特大刑事伤医案件。临床用血来自自愿无偿献血。无无证行医、非法采供血和非法医疗广告。

标准释义

1.加强医疗服务人文关怀，构建和谐医患关系，落实医疗机构投诉接待制度，依法严厉打击涉医违法犯罪行为，特别是伤害医务人员的暴力犯罪行为，保护医务人员安全。

2.完善医疗机构的安全防范机制，医疗卫生人员具备安全的工作条件，执业环境逐步改善。公安机关应当在三级医院和有条件的二级医院设立警务室，配备必要警力。尚不具备条件的二级医院根据实际情况在周边设立治安岗亭（巡逻必到点）。医院应当为警务室提供必要的工作条件。警务室（站）民警应当组织指导医院开展安全检查、巡逻防控、突发事件处置等工作。医疗机构要严格落实主要负责人治安保卫责任，完善各项治安保卫制度。各级公安机关要对医疗机构的内部治安保卫工作加强指导、监督，卫生健康行政部门要加强指导、检查。各地要加大对医疗机构安全保卫基础设施建设投入，落实物防、技防系统，提高突发事件的先期处置和控制能力，以及为案发事件调查取证提供支撑。[参考文件：《关于加强社会治安防控体系建设的意见》《关于推进医院安全秩序管理工作的指导意见》《关于深入开展创建"平安医院"活动依法维护医疗秩序的意见》《国家卫生计生委 公安部印发关于加强医院安全防范系统建设指导意见》]

3. 近 3 年辖区内无重特大刑事伤医案件。

4. 卫生健康行政部门、药品监管部门、市场监管部门和公安机关严格依法履行工作职责，制订工作计划和方案，加强对非法行医、非法采供血和非法医疗广告的监管，推动工作落实。

5. 辖区内无未取得《医疗机构执业许可证》开展诊疗活动的单位和个人，医疗机构内无非卫生技术人员从事诊疗活动，诊疗活动中无超出《医疗机构执业许可证》核准范围的执业行为。

6. 辖区内医疗机构临床用血来自自愿无偿献血。采供血机构无非法采集血液、原料血浆行为，辖区内无组织他人卖血液、原料血浆或以暴力胁迫及其他方法迫使他人卖血液、原料血浆的犯罪行为，单采血浆站无手工采集、跨区域采集、超量频繁采集和采集冒名顶替者血浆等违法行为，血液制品生产单位无违法收购原料血浆的行为。[参考文件：《中华人民共和国献血法》]

7. 辖区内各种媒体及宣传场所（包括各级医疗机构）的医疗广告均取得《医疗广告审查证明》，无超出规定内容的其他医疗广告。医疗广告中无夸大疗效、宣传保证治愈的宣传内容，无对医疗机构名称、资质、荣誉、规模、医资力量等做虚假宣传，无以新闻形式发布医疗广告误导消费者，包括利用健康专题节（栏）目发布违法医疗广告。医疗广告宣传中无利用患者或者专家和医生的名义作证明，无以义诊名义发布虚假违法医疗服务信息行为。打击虚假医药广告，惩处不实和牟利性误导宣传行为。

标准原文

（四十五）建立政府组织和全社会参与的病媒生物预防控制机制。掌握辖区病媒生物孳生地情况、密度变化和侵害状况。湖泊、河流、沟渠、景观水体、小型积水、垃圾、厕所等各类孳生环境得到有效治理，鼠、蚊、蝇、蟑螂的密度达标。重点行业和单位防蝇和防鼠设施合格。

标准释义

1.建立政府组织和全社会参与的病媒生物预防控制机制：

（1）制定本级政府病媒生物控制管理规定或文件，或对上级颁布的相关规定和办法有实施细则。制定实施病媒生物防制计划和方案。［参考标准：《病媒生物综合管理技术规范 城镇》（GB/T 27775—2011）］

（2）能够有效组织、动员、协调各成员单位和社会力量共同参与病媒生物预防控制活动。

（3）建立居民虫情报告和防制咨询渠道，并有专门机构人员负责，居民能够通过服务热线或网站等多种形式反映病媒生物危害情况和防制咨询，对群众反映的相关问题有记录、有落实、有反馈、有回访。

2.掌握辖区病媒生物孳生地情况、密度变化和侵害状况：

（1）开展辖区蚊、蝇孳生地的调查，掌握辖区孳生地的本底情况，建立主要孳生地台账，并根据孳生地的变化情况及时进行更新。

（2）开展蚊、蝇、鼠、蟑等重要病媒生物的密度监测，掌握辖区主要病媒生物的种类、分布、季节消长规律和密度水平。监测点覆盖所辖各区（县覆盖所辖各街道），监测方法符合国家标准或规范的要求，监测时间和频次根据当地实际情况确定，监测结果及时向有关单位通报。

（3）定期开展病媒生物的侵害调查，掌握辖区内社区、单位、公园、农贸市场、建筑工地、餐饮店、食品店、宾馆饭店、商场超市、垃圾中转站、机场、车站、通信机房等重点场所或重点行业病媒生物的侵害状况，为防制工作提供依据。

3.湖泊、河流、沟渠、景观水体、小型积水、垃圾、厕所等各类孳生环境得到有效治理方面要求：

（1）河流、湖泊、沟渠、池塘、景观水体等大中型水体采取疏通、换水、养鱼等措施。

（2）瓶瓶罐罐、轮胎、竹筒、坑洼等各类小型积水，采取翻瓶倒罐、清除、遮盖、填平等手段。

（3）城市道路两侧、单位、社区、城中村等场所的雨水道口，采取疏通的方式，避免形成长期积水，必要时可投放环境友好的杀蚊幼剂。

（4）垃圾中转站、垃圾桶、果皮箱等管理到位，垃圾及时清运，并定期对垃圾容器底部的陈旧性垃圾进行清理，避免蝇类孳生，楼栋垃圾通道封闭，厕所、垃圾运输车辆等管理良好。

（5）社区、城中村、公共绿地等外环境散在的生活垃圾、宠物粪便等及时清理。

4.鼠、蚊、蝇、蟑螂的密度达标方面要求：

（1）根据病媒生物的危害情况，适时开展日常防制活动，城市统一的防制活动每年组织不少于两次。针对群众反映强烈、危害严重的病媒生物种类，组织专项防制活动。

（2）按照国家标准的检测方法开展抗药性监测工作，了解或掌握辖区主要病媒生物对当地常用卫生杀虫剂的抗药性情况，为科学、合理用药提供依据。根据不同的病媒生物、不同的处理场所，选用"安全、环保、有效"的防制方法。

（3）不得使用国家禁用、无证和私自混配的杀虫剂或杀鼠剂，做到科学、合理用药，无过度用药现象。充分发挥疾病预防控制中心的专业指导和有害生物防制服务机构的技术优势，提高辖区病媒生物的防制水平。对政府购买的市场化服务项目进行规范化管理，并保证防制成效。

（4）定期开展病媒生物防制效果自查和评估，及时掌握达标情况。

（5）通过综合施策、持续控制，蚊、蝇、鼠、蟑密度保持在控制水平 C 级标准范围之内。［参考标准：《病媒生物密度控制水平 鼠类》（GB/T 27770—2011）、《病媒生物密度控制水平 蚊虫》（GB/T 27771—2011）、《病媒生物密度控制水平 蝇类》（GB/T 27772—2011）、《病媒生物密度控制水平 蜚蠊》（GB/T 27773—2011）］

5.重点行业和单位防蝇和防鼠设施合格方面要求：

单位食堂、宾馆饭店、餐饮店、食品店、食品加工场所以及商场、超市、农贸市场的食品点位等，防蝇和防鼠设施合格率≥95%。具体要求：

（1）门、窗：餐饮、食堂等门口安装防蝇帘或风幕机等设施，或使用旋转门、自动闭合门等，若使用纱门、纱窗，网纱密度≥16目。门缝隙≤6毫米，木门和门框的下端使用金属包被，高300毫米。食品、粮食库房门口有挡鼠板，高600毫米。门、窗无玻璃破损。

（2）箅子和地漏：厨房操作间下水道出水口有金属竖箅子（栏栅），或排水沟有横箅子，箅子缝隙<10毫米，且无缺损，地漏加盖。

（3）管线孔洞：堵塞通向外环境的管线孔洞，没有堵死的孔洞，其缝隙≤6毫米。

（4）排风扇：排风扇或通风口有金属网罩，网纱密度≥8目。

（5）灭蝇灯：食品加工区、就餐区宜安装粘捕式灭蝇灯，电击式灭蝇灯不得悬挂在食品加工区及就餐桌的上方。

（6）防蝇柜（罩）：农贸市场、超市（人流较大的场所）等销售散装直接入口食品的点位，加装防蝇柜（防蝇罩）或使用冷藏柜，不得暴露销售。

八、城市和县数据评价指标

1. 国家卫生县或国家卫生乡镇

目 标 值：≥1个；

定　　义：经全国爱卫会命名的国家卫生县或国家卫生乡镇；

计算公式：无；

备　　注：申报国家卫生城市的统计国家卫生县，创建城市应有1个及以上县获得国家卫生县命名。申报国家卫生县的统计国家卫生乡镇，创建县应有1个及以上乡镇获得国家卫生乡镇命名。

2. 群众对卫生状况满意率

目 标 值：≥90%；

定　　义：群众对卫生状况满意程度；

计算公式：群众对卫生状况满意率 =（对卫生状况满意和比较满意的群众数量 / 参与卫生状况满意率调查的群众数量）×100%；

备　　注：开展卫生创建的城市或县可委托有资质的调查机构或第三方组织，通过抽样调查，抽取具有一定代表性的社区居民、单位职工、学生、游客等群体，采取问卷调查、电话调查、街头拦访等多种形式，调查群众对卫生状况的满意程度。

3. 居民健康素养水平

目 标 值：≥23%或持续提升；

定　　义：15-69岁人群中具备基本健康素养者的比例；

计算公式：居民健康素养水平 =（某时期某地区具备基本健康素养的人数 / 同期该地区健康素养调查总人数）×100%；

备　　注：无。

4. 建有全民健身场地设施的社区比例

目 标 值：100%；

定　　义：建有全民健身场地设施的社区比例；

计算公式：建有全民健身场地设施的社区比例 =（年末建有全民健身场地设施的社区数 / 年末该地区社区总数）× 100%；

备　　注：应设置一种及以上全民健身场地设施，包括球类运动场地、健身步道、室外健身器材、体育公园、全民健身中心、公共体育场馆等。

5. 经常参加体育锻炼人数的比例

目 标 值：>38.5%；

定　　义：某时期某地区经常参加体育锻炼人数占该地区同时期常住人口数的比例；

计算公式：经常参加体育锻炼人数的比例 =（某时期某地区经常参加体育锻炼的人数 / 该地区同时期常住人口总数）× 100%；

备　　注：参照国家体育总局开展全民健身活动状况调查的制度，报经本地区统计部门批准开展本地区全民健身活动状况调查，得出本地区经常参加体育锻炼人数情况。根据本地区调查样本各年龄组统计结果，按年龄人口总体构成进行标准化换算后，综合统计计算所得。经常参加体育锻炼的人指每周参加体育锻炼频度3 次及以上，每次体育锻炼持续时间 30 分钟及以上，每次体育锻炼的运动强度达到中等及以上的人。

6. 人均体育场地面积

目 标 值：>2.2 平方米；

定　　义：某时期某地区人均拥有的体育场地面积；

计算公式：人均体育场地面积 = 某地区年末体育场地面积总数 / 辖区内年末常住人口数；

备　　注：体育场地面积是指除军队和铁路系统外，可供我国居民开展运动训练、比赛和健身活动的场地有效面积。体育场地既含室内体育场地，也含室外体育场地。

7. 每千人口社会体育指导员数

目 标 值：≥2.16 名；

定　　义：某时期某地区每千人口拥有的各级社会体育指导员人数；

计算公式：每千人口社会体育指导员数 =（年末各级社会体育指导员总人数 / 年末常住人口数）×1 000；

备　　注：国家对社会体育指导员实行技术等级制度。社会体育指导员技术等级称号由低到高分为：三级社会体育指导员、二级社会体育指导员、一级社会体育指导员、国家级社会体育指导员。社会体育指导员人数以全国社会体育指导员信息管理平台统计数据为准。

8. 15 岁以上人群吸烟率

目 标 值：<20%；

定　　义：指调查时吸烟的人口占 15 岁以上人口的比例；

计算公式：15 岁以上人群吸烟率 =（某时期某地区 15 岁以上现在吸烟者人数 / 该地区同时期 15 岁以上调查总人数）×100%；

备　　注：无。

9. 无烟党政机关、无烟医疗卫生机构、无烟学校建成比例

目 标 值：≥90%；

定　　义：指调查时该地区无烟党政机关、无烟医疗卫生机构、无烟学校建成比例；

计算公式：无烟党政机关建成比例 =（无烟党政机关建成数 / 党政机关总数）×100%；无烟医疗卫生机构建成比例 =（无烟医疗卫生机构建成数 / 医疗卫生机构总数）×100%；无烟学校建成比例 =（无烟学校建成数 / 学校总数）×100%；

备　　注：无。

10. 全面控烟法律法规规定

目 标 值：有；

定　　义：国家卫生城市要求有全面控烟法律法规规定。国家卫生县要求出台规范性文件或被市级全面控烟法律法规规定覆盖；

计算公式：无；

备　　注：无。

11. 道路装灯率

目　标　值：100%；

定　　义：所有道路规范安装路灯，全面消除道路暗盲区；

计算公式：无；

备　　注：无。

12. 主次干道每日保洁时间

目　标　值：≥16 小时；

定　　义：对主次干道全天进行清扫保洁的时间长度；

计算公式：无；

备　　注：无。

13. 街巷路面每日保洁时间

目　标　值：≥12 小时；

定　　义：对街巷全天进行清扫保洁的时间长度；

计算公式：无；

备　　注：无。

14. 道路机械化清扫率

目　标　值：≥80%；

定　　义：城市主要道路中使用扫路车（机）、冲洗车等大小型机械清扫
　　　　　保洁作业的比例；

计算公式：道路机械清扫率＝（机械化清扫保洁作业的道路面积／道路总
　　　　　面积）×100%；

备　　注：本指标适用于城市。道路总面积指符合机械化清扫条件的道路
　　　　　总面积。

15. 城市管理信息化覆盖率

目　标　值：≥90%；

定　　义：城市管理信息平台覆盖面积比例；

计算公式：城市管理信息化覆盖率＝（城市管理信息化平台覆盖面积／建

成区面积）×100%；

备　　注：本指标适用于城市。

16. 建成区绿化覆盖率

目 标 值：≥38%；

定　　义：建成区绿化覆盖面积占建成区面积的比例；

计算公式：建成区绿化覆盖率＝（建成区所有植被的垂直投影面积/建成区面积）×100%；

备　　注：无。

17. 人均公园绿地面积

目 标 值：≥9平方米；

定　　义：人均拥有的公园绿地面积；

计算公式：人均公园绿地面积＝建成区内的公园绿地面积/建成区内人口总数；

备　　注：无。

18. 城市生活垃圾回收利用率

目 标 值：＞35%；

定　　义：城市生活垃圾回收利用量占城市生活垃圾产生总量的比例；

计算公式：城市生活垃圾回收利用率＝（生活垃圾回收利用量/生活垃圾产生总量）×100%；

备　　注：无。

19. 城市生活垃圾无害化处理率

目 标 值：100%；

定　　义：经无害化处理的城市生活垃圾量占本地区城市生活垃圾产生总量的比例；

计算公式：城市生活垃圾无害化处理率＝（经无害化处理的城市生活垃圾量/本地区生活垃圾产生总量）×100%；

备　　注：无。

20. 窨井盖完好率

目　标　值：≥98%；

定　　　义：建成区内窨井盖完好的城市街道数量，占建成区主干道、次干道、支路总量的比例；

计算公式：窨井盖完好率＝（建成区内窨井盖完好的城市街道数量／建成区主干道、次干道、支路总量）×100%；

备　　　注：本指标适用于城市，可抽取样本网格考察。

21. 主城区回收网点覆盖率

目　标　值：100%；

定　　　义：城区内回收网点覆盖居民户数的比例；

计算公式：主城区回收网点覆盖率＝（城区内回收站点覆盖居民户数／本地区居民总户数）×100%；

备　　　注：本指标适用于城市，城区每2000户居民设置1个回收站点（条件不具备的地区可设立流动回收车），具体参考《再生资源回收站点建设管理规范》（SB/T 10719—2012）计算。

22.（1）城市生活污水集中收集率

目　标　值：≥75%或持续提高；

定　　　义：向城镇污水厂排水的城区人口占城区用水总人口的比例；

计算公式：城市生活污水集中收集率＝（向城镇污水厂排水的城区人口／城区用水总人口）×100%；

备　　　注：本指标适用于城市。

（2）城市生活污水处理率

目　标　值：≥95%；

定　　　义：经过污水处理厂处理的污水量与污水排放总量的比例；

计算公式：污水处理厂集中处理率＝（污水处理厂处理的污水量／污水排放总量）×100%；

备　　　注：本指标适用于县。

23. 环境空气质量指数（AQI）不超过 100 的天数

目　标　值：≥320 天或持续改善；

定　　　义：全年有效监测天数中环境空气质量指数达到或优于二级标准的天数；

计算公式：无；

备　　　注：县目标值为≥300 天或持续改善。

24. 环境空气主要污染物年均值

目　标　值：达到国家《环境空气质量标准》二级标准；

定　　　义：环境空气主要污染物在一个日历年内各日平均浓度的算术平均值；

计算公式：环境空气主要污染物年均值 = 全年主要污染物日均值之和 / 全年有效监测天数；

备　　　注：全年 365 天（闰年 366 天）中至少有 324 个日平均浓度值，每月至少有 27 个日平均浓度值（二月至少有 25 个日平均浓度值）。

25. 区域环境噪声控制平均值

目　标　值：≤55 分贝；

定　　　义：经过认定的环境噪声网格监测的等效声级算术平均值；

计算公式：区域环境噪声控制平均值 = 环境噪声有效网格监测的等效声级之和 / 有效网格总数；

备　　　注：无。

26. 声功能区环境质量夜间达标率

目　标　值：≥75%；

定　　　义：夜间声环境功能区监测的点次达标比例；

计算公式：声功能区环境质量夜间达标率 =（夜间声环境质量达到或优于声环境功能区限值要求的监测点次 / 夜间声环境功能区监测总点次）×100%；

备　　　注：执行《声环境质量标准》（GB 3096—2008）、《环境噪声监测

技术规范 城市声环境常规监测》（HJ 640—2012）。

27. 集中式饮用水水源地水质达标率

目　标　值：100%；

定　　　义：集中式饮用水水源地水质达标比例；

计算公式：集中式饮用水水源地水质达标率 =（集中式饮用水水源地水质
达标个数 / 集中式饮用水水源地总个数）× 100%；

备　　　注：执行《地表水环境质量标准》（GB 3838—2002）、《地下水质
量标准》（GB/T 14848—2017）。

28. 医疗废物无害化处置率

目　标　值：100%；

定　　　义：医疗废物无害化处置量占产生量的比例；

计算公式：医疗废物无害化处置率 =（医疗废物无害化处置量 / 医疗废物
产生量）× 100%；

备　　　注：无。

29. 学校校医或专（兼）职保健教师配备比率

目　标　值：>70%；

定　　　义：某地某年配备学校校医或专（兼）职保健教师的中小学校
比例；

计算公式：学校校医或专（兼）职保健教师配备比率 =（年末配备学校校
医或专（兼）职保健教师的中小学校数 / 年末中小学校总数）×
100%；

备　　　注：寄宿制中小学校或 600 名学生以上的非寄宿制中小学校统计
专职卫生专业技术人员配置情况。600 名学生以下的非寄宿制
中小学校统计专（兼）职保健教师或卫生专业技术人员配置
情况。

30. 中小学体育与健康课程开课率

目　标　值：100%；

定　　　义：某地某年开展体育与健康课程的学校比例；

计算公式：中小学体育与健康课程开课率 =（开设体育与健康课程的学校数 / 学校总数）× 100%；

备 注：本指标按学年统计。开设体育与健康课程符合《〈体育与健康〉教学改革指导纲要（试行）》要求。

31. 中小学生每天校内体育活动时间

目 标 值：≥1 小时；

定 义：指中小学生每天在学校参加体育活动的时间；

计算公式：无；

备 注：无。

32. 学校眼保健操普及率

目 标 值：100%；

定 义：某地某年组织学生做眼保健操的中小学校比例；

计算公式：学校眼保健操普及率 =（组织学生做眼保健操的学校数 / 学校总数）× 100%；

备 注：本指标按学年统计。眼保健操要求参照《儿童青少年近视防控适宜技术指南（更新版）》。

33. 中小学生近视率

目 标 值：逐年下降；

定 义：某地某年中小学生近视人数占全部中小学生总数的比例；

计算公式：中小学生近视率 =（中小学生检出近视人数 / 中小学生总人数）× 100%；

备 注：本指标按学年统计。6 岁以上儿童青少年裸眼远视力 < 5.0 时，通过非睫状肌麻痹下电脑验光，等效球镜（SE）≤ -0.50D 判定为筛查性近视。无条件配备电脑验光仪的地区采用串镜检查，正片（凸透镜）视力下降、负片（凹透镜）视力提高者，判定为筛查性近视。

34. 中小学生肥胖率

目 标 值：逐年下降；

定　　义：某地某年中小学生肥胖人数占全部中小学生总数的比例；

计算公式：中小学生肥胖率 =（中小学生检出肥胖人数 / 中小学生总人
　　　　　数）× 100%；

备　　注：本指标按学年统计。儿童肥胖参照《学龄儿童青少年超重与肥
　　　　　胖筛查》（WS/T 586—2012）。

35. 存在职业病目录所列职业病危害因素的企业职业病危害项目申报率

目 标 值：>90%；

定　　义：工作场所存在职业病目录所列职业病的危害因素的用人单位向
　　　　　卫生健康行政部门申报其职业病危害项目的比例；

计算公式：存在职业病目录所列职业病危害因素的企业职业病危害项目申
　　　　　报率 =（申报职业病危害因素的用人单位数 / 存在职业病危害
　　　　　因素的用人单位总数）× 100%；

备　　注：无。

36. 食品生产经营风险分级管理率

目 标 值：≥90%；

定　　义：根据食品生产经营者的食品安全状况，实施不同级别的监督管
　　　　　理的比例；

计算公式：食品生产经营风险分级管理率 =（辖区内实施食品生产经营分
　　　　　级管理的户数 / 辖区内食品生产经营者的总户数）× 100%；

备　　注：无。

37. 个人卫生支出占卫生总费用的比重

目 标 值：≤25% 或持续降低；

定　　义：某年某地区个人卫生支出占卫生总费用的比例；

计算公式：个人卫生支出占卫生总费用的比重 =（某年某地区个人卫生支
　　　　　出总和 / 该年该地区卫生费用总和）× 100%；

备　　注：卫生总费用是某地区某时期（多为一年）全社会用于医疗卫生
　　　　　服务所消耗的资金总额。由政府卫生支出、社会卫生支出和个
　　　　　人卫生支出三部分构成。

38. 甲、乙类法定传染病报告发病率

目 标 值：不高于近5年平均水平；

定 义：某年某地区甲、乙类法定传染病报告发病人数占同年该地区总人口数的比例；

计算公式：甲、乙类法定传染病报告发病率 =（某年某地区甲、乙类法定传染病报告发病人数 / 同年该地区人口数）× 100 000/10 万；

备 注：纳入的甲、乙类法定传染病按照《中华人民共和国传染病防治法》规定执行。统计包括"临床诊断病例"和"实验室诊断病例"，不包括"疑似病例"和"病原携带者"。统计报告病例为"已审核卡"，不包括"未审核卡"。

39. 婴儿死亡率

目 标 值：≤5.6‰或持续降低；

定 义：某年某地区未满1岁的婴儿死亡数与当年该地区活产数的比；

计算公式：婴儿死亡率 =（某年某地区未满1岁的婴儿死亡数 / 当年该地区活产数）× 1 000‰；

备 注：婴儿死亡数是指出生至不满1周岁的活产婴儿死亡人数。活产数是指妊娠满28周及以上（如孕周不清楚，可参考出生体重达1 000克及以上），娩出后有心跳、呼吸、脐带搏动、随意肌收缩4项生命体征之一的新生儿数。

40. 5岁以下儿童死亡率

目 标 值：≤7.8‰或持续降低；

定 义：某年某地区5岁以下儿童死亡数与当年该地区活产数的比；

计算公式：5岁以下儿童死亡率 =（某年某地区5岁以下儿童死亡数 / 当年该地区活产数）× 1 000‰；

备 注：5岁以下儿童死亡数是指出生至不满5周岁的儿童死亡人数。活产数是指妊娠满28周及以上（如孕周不清楚，可参考出生体重达1 000克及以上），娩出后有心跳、呼吸、脐带搏动、随意肌收缩4项生命体征之一的新生儿数。

41. 孕产妇死亡率

目　标　值：≤18/10 万或持续降低；

定　　　义：某年某地区由于怀孕和分娩及并发症造成的孕产妇死亡数与同年该地区活产数的比；

计算公式：孕产妇死亡率 =（某年某地区孕产妇死亡数 / 同年该地区活产数）× 100 000/10 万；

备　　　注：孕产妇死亡人数是指妇女在妊娠期至妊娠结束后 42 天以内，任何与妊娠、妊娠处理有关的或由此加重了原有疾病的原因导致的死亡人数，但不包括意外事故死亡人数。

42. 人均预期寿命

目　标　值：≥78.3 岁或逐年提高；

定　　　义：各年龄组死亡率保持现有水平不变的情况下，同一时期出生的人出生后预期能继续生存的平均年数；

计算公式：根据本地区数据基础，采用完全寿命表或简略寿命表计算；

备　　　注：又称出生预期寿命，简称预期寿命。

43. 以街道（乡、镇）为单位适龄儿童免疫规划疫苗接种率

目　标　值：≥90%；

定　　　义：年内辖区内某疫苗应接种适龄儿童完成该疫苗免疫接种的比例；

计算公式：适龄儿童免疫规划疫苗接种率 =（年内辖区内某疫苗实际接种人数 / 年内辖区内某疫苗应接种人数）× 100%；

备　　　注：以街道（乡、镇）为单位计算。应接种人数是按照国家免疫规划程序规定应接种某疫苗的适龄儿童人数。实际接种人数是某疫苗应接种适龄儿童中实际接种该疫苗的人数。报告的疫苗种类及数量根据国家免疫规划规定执行。

44. 居住满 3 个月以上的适龄儿童建卡、建证率

目　标　值：≥95%；

定　　　义：年内辖区内居住满 3 个月以上适龄儿童中已建立预防接种卡、

证的人数比例；

计算公式：居住满3个月以上的适龄儿童建卡、建证率 =（年内辖区内居住满3个月以上适龄儿童已建立预防接种卡、证儿童数 / 年内辖区内应建立预防接种卡、证儿童数）×100%；

备　　注：应建立预防接种卡、证儿童数指年内辖区内所有居住满3个月的0—6岁儿童数。

45. 辖区内3岁以下儿童系统管理率

目　标　值：≥90%；

定　　义：年内辖区内3岁以下儿童按年龄要求接受生长监测或4∶2∶1（城市）、3∶2∶1（农村）体格检查（身高和体重等）的儿童数占该辖区内3岁以下儿童管理总数（建卡人数）的比例；

计算公式：辖区内3岁以下儿童系统管理率 =［年内辖区内3岁以下儿童完成系统管理人数 / 年内辖区内3岁以下儿童管理总数（建卡人数）］×100%；

备　　注：无。

46. 0—6岁儿童眼保健和视力检查率

目　标　值：≥90%；

定　　义：年内辖区内接受眼保健和视力检查的0—6岁儿童人数占该辖区内0—6岁儿童总数的比例；

计算公式：0—6岁儿童眼保健和视力检查率 =（年内辖区内0—6岁儿童眼保健和视力检查人数 / 年内辖区0—6岁儿童总数）×100%；

备　　注：0—6岁儿童眼保健和视力检查人数指0—6岁儿童当年接受1次及以上眼保健和视力检查的人数。

47. 重大慢性病过早死亡率

目　标　值：呈下降趋势；

定　　义：某时期某地区30—70岁人群因心脑血管疾病、癌症、慢性呼吸系统疾病和糖尿病死亡的概率；

计算公式：通过30岁—70岁人群四类重大慢性病合并的年龄别（5岁组）

死亡率推算；

备　　注：过早死亡概率计算公式参照《人口死因监测工作指导手册》。

48. 严重精神障碍患者规范管理率

目 标 值：≥85%；

定　　义：年内辖区内登记在册的确诊严重精神障碍患者中按照规范要求进行管理的患者所占比例；

计算公式：严重精神障碍患者规范管理率 =（年内辖区内按照规范要求进行管理的严重精神障碍患者人数 / 年内辖区内登记在册的确诊严重精神障碍患者人数）× 100%；

备　　注：规范指《国家基本公共卫生服务规范》。

49. 每千常住人口医疗卫生机构床位数

目 标 值：符合所在地区域卫生规划要求；

定　　义：年末每千常住人口拥有的医疗卫生机构床位数；

计算公式：每千常住人口医疗卫生机构床位数 =（年末医疗卫生机构床位数 / 年末常住人口数）× 1 000；

备　　注：无。

50. 每千常住人口执业（助理）医师数

目 标 值：符合所在地区域卫生规划要求；

定　　义：年末每千常住人口拥有的执业医师和执业助理医师数；

计算公式：每千常住人口执业（助理）医师数 =［（年末执业医师数 + 年末执业助理医师数）/ 年末常住人口数］× 1 000；

备　　注：无。

51. 每千常住人口注册护士数

目 标 值：符合所在地区域卫生规划要求；

定　　义：年末每千常住人口拥有的注册护士数；

计算公式：每千常住人口注册护士数 =（年末注册护士数 / 年末常住人口数）× 1 000；

备　　注：无。

52. 每千常住人口公共卫生人员数

目 标 值：符合所在地区域卫生规划要求；

定　　义：年末每千常住人口拥有的公共卫生人员数；

计算公式：每千常住人口公共卫生人员数 =（年末公共卫生人员数 / 年末常住人口数）×1 000；

备　　注：专业公共卫生机构包括疾病预防控制中心、专科疾病防治机构、妇幼保健机构、健康教育机构、急救中心 / 站、采供血机构、卫生监督机构、计划生育技术服务机构等。

53. 每千常住人口药师（药士）数

目 标 值：符合所在地区域卫生规划要求；

定　　义：年末每千常住人口拥有的药师和药士数；

计算公式：每千常住人口药师（药士）数 =［（年末药师数 + 年末药士数）/ 年末常住人口数］×1 000；

备　　注：无。

54. 每万常住人口全科医生数

目 标 值：符合所在地区域卫生规划要求；

定　　义：年末每万常住人口拥有的全科医生数；

计算公式：每万常住人口全科医生数 =（年末全科医生数 / 年末常住人口数）×10 000；

备　　注：无。

55. 建成区鼠、蚊、蝇、蟑螂的密度

目 标 值：达到国家病媒生物密度控制水平标准 C 级要求；

定　　义：指建成区范围内室内和室外环境中鼠、蚊、蝇、蟑螂的密度；

计算公式：鼠类、蚊虫、蝇类和蟑螂密度控制水平的计算方法，分别按照国家病媒生物密度控制水平标准《病媒生物密度控制水平 鼠类》（GB/T 27770—2011）、《病媒生物密度控制水平 蚊虫》（GB/T 27771—2011）、《病媒生物密度控制水平 蝇类》（GB/T 27772—2011）和《病媒生物密度控制水平 蜚蠊》（GB/T

27773—2011）规定的统计方法计算；

备　　注：蚊、蝇密度包括卵、幼虫、蛹和成虫的密度。蟑螂密度包括卵、若虫和成虫密度。餐厅、后厨、超市食品区等大通间，按每 15 平方米作为一个房间计算。

56. 重点行业和单位防蝇和防鼠设施合格率

目　标　值：≥95%；

定　　　义：指建成区范围内单位食堂、宾馆饭店、餐饮店、食品店、食品加工场所以及商场、超市、农贸市场的食品点位等重点行业和单位防蝇和防鼠设施的合格程度；

计算公式：防蝇和防鼠设施合格率 =（合格房间数 / 应建立防蝇和防鼠设施房间总数）× 100%；

备　　注：防蝇和防鼠设施房间数按自然房间数计算，商场、超市和农贸市场的食品点位，按每 15 平方米作为一个房间计算。

注：

1. 评价指标和目标值根据社会经济发展状况适时调整。

2. 指标统计口径以相关业务主管部门规范要求为准。

第二部分

国家卫生乡镇标准释义

本标准适用于创建国家卫生乡镇（县市建成区之外的乡镇）的地方。标准中未做说明的均指建成区。

标准释义

国家卫生乡镇申报范围为县（市）建成区之外的乡镇。标准内明确为"辖区内"的条目指全部行政区划范围内，未做说明的指建成区范围内。建成区是指市政范围内经过征用的土地和实际建设发展起来的非农业建设地段。

一、爱国卫生组织管理

标准原文

（一）将爱国卫生工作纳入乡镇党委和政府重要议事日程，列入目标管理，制定爱国卫生工作计划。

标准释义

1.认真贯彻落实国家关于爱国卫生工作的法规政策，乡镇政府年度重点工作任务中应有爱国卫生或卫生乡镇创建的内容，并列入目标管理。政府制定相关文件，定期召开专题会议，研究和部署爱国卫生工作。有创建或巩固卫生乡镇的工作方案，建立组织领导、宣传发动、检查考评与奖惩等制度。

2.党委或政府主要领导负责统筹解决爱国卫生和创建及复审卫生乡镇工作中的重大问题。

标准原文

（二）爱卫会组织健全，成员单位分工明确、职责落实。有承担爱卫会工作的机构，职能、人员、经费等有保障。机关、企事业单位明确专兼职爱国卫生工作人员，村（居）民委员会要健全下属公共卫生委员会，推动落实好爱国卫生工作。

标准释义

1.乡镇政府应设有本级爱国卫生运动委员会（简称"爱卫会"），政府主要领导或分管领导担任爱卫会主任。爱卫会应明确工作规则和各成员单位职责分工。社区居委会和村委会要设置公共卫生委员会，要配备专职人员负责爱国卫生工作。

2.爱卫会办公室机构、职能、人员配备与辖区爱国卫生工作相适应，经费能够满足工作需要。

3.驻乡镇机关、企事业单位明确专职人员，组织开展本单位爱国卫生工作。

标准原文

（三）爱国卫生工作年度有计划、有部署、有检查、有总结。开展卫生村、卫生单位等创建活动。广泛开展群众性爱国卫生活动，各部门、各单位和广大群众积极参与。

标准释义

1.乡镇政府应制定爱国卫生工作年度计划，计划注重可实施性，包括预期目标、工作内容、具体措施、成效评估等，并认真做好工作部署、检查、总结，档案管理规范。

2.积极组织开展卫生村、卫生单位等创建活动。

3.广泛开展如爱国卫生月、周末大扫除、卫生清洁日等爱国卫生活动，制定居民公约、村规民约，推动爱国卫生运动融入群众日常生活。多措并举支持社会组织、专业社会工作者和志愿者积极参与爱国卫生运动。

4.营造浓厚的创建或巩固卫生乡镇宣传氛围，群众知晓度高。乡镇醒目位置设置国家卫生乡镇标识。

标准原文

（四）推动将健康融入所有政策，把全生命周期健康管理理念贯穿地方规划、建设和管理全过程各环节。将应对突发公共卫生事件纳入国土空间规划，并逐步建设完善相关设施。

标准释义

1.乡镇政府制定出台涉及民生的重大政策、规划和实施项目时，要充分考虑健康影响，推动把全生命周期健康管理理念贯穿地方规划、建设和管理的全过程、各环节。

2. 乡镇政府在国土空间规划和城镇建设规划中按照行政管理和社会治理的组织层级，科学划分单元，合理配置各类应急服务设施，落实差异化、精准化的应急管控措施。

标准原文

（五）畅通爱国卫生建议和投诉渠道，认真核实和解决群众反映的问题。群众对卫生状况满意。

标准释义

1. 充分利用来电、来信、12345 热线和网络新媒体等，畅通群众参与爱国卫生运动的渠道，积极采纳群众的合理意见和建议。对受理的每一起建议和投诉，严格执行办理时限和反馈时限，做到事事有落实，件件有回音。

2. 开展群众满意度调查活动，针对薄弱环节不断改进工作，群众对本地区卫生状况满意率≥90%。

二、健康教育和健康促进

标准原文

（六）辖区健康教育网络健全，利用健康科普资源库、相关媒体和乡镇卫生院或相关医疗卫生机构的健康科普专业资源，广泛开展健康教育和健康促进活动，提升居民健康素养，倡导文明健康、绿色环保生活方式。大力普及中医养生保健的知识和方法。车站、广场和公园等公共场所设立的电子屏幕和公益广告等应当具有健康教育内容。

积极开展健康村、健康社区、健康企业、健康机关、健康学校、健康促进医院、健康家庭等健康细胞建设，大力推进健康乡镇建设。建设健康步道、健康主题公园等，推广"三减三健"等慢性病防控措施。

标准释义

1. 建立健全覆盖村（社区）、学校、机关、企事业单位的基层健康教育网络，利用健康科普专家库、资源库和报纸、电视、网络等主要媒体，广泛开展倡导文明健康、绿色环保生活方式活动，普及健康科学知识，向公众提供科学、准确的健康信息。［参考文件：《中华人民共和国基本医疗卫生与健康促进法》《国务院关于实施健康中国行动的意见》《关于加强健康促进与教育的指导意见》］

2. 各类医疗卫生机构要发挥专业优势开展健康促进与健康教育。基层医疗卫生机构要针对患者开展个体化健康教育服务，发放健康科普材料，定期面向患者举办针对性强的健康知识讲座，医务人员掌握与岗位相适应的健康科普知识，并在诊疗过程中主动提供健康指导。

3. 学校利用多种形式实施健康教育，普及健康知识和技能，提高学生主动防病的意识，培养学生良好卫生习惯和健康的行为习惯，减少、改善学生近视、肥胖等不良健康状况。加强学校健康教育师资队伍建设，把健康教育作为学校卫生专业技术人员、专职保健教师、健康教育教师、体育教师职前教育和职后培训重要内容。

4. 机关、企事业单位和社会组织要开展健康促进与健康教育，提高干部职工健康意识，倡导健康生活方式。加强无烟机关建设，改善机关和企事业单位卫生环境，完善体育锻炼设施。举办健康知识讲座，开展符合单位特点的健身和竞赛活动，定期组织职工体检。

5. 村（社区）要以家庭为对象，广泛开展健康教育和健康科普活动，提高家庭成员健康意识，倡导家庭健康生活方式。调动各类社会组织和个人的积极性，发挥志愿者作用，注重培育和发展根植于民间的、自下而上的健康促进力量。

6. 推广普及中医养生保健知识和易于掌握的中医养生保健技术及方法。[参考文件：《中医药发展战略规划纲要（2016—2030 年）》]

7. 车站、广场和公园等人群集中的重要公共场所，利用电子屏幕、宣传栏、宣传展板和电视终端等形式，开展有针对性的健康教育宣传活动，提高居民的健康文明水平。

8. 加快推进健康乡镇和健康细胞建设，做好动员部署、组织实施、总结等工作，不断提高建设工作覆盖率。[参考文件：《健康村等健康细胞和健康乡镇、健康县区建设规范（试行）》《健康企业建设规范（试行）》]

9. 健康乡镇建设是通过建设健康环境、构建健康社会、优化健康服务、倡导健康文化等措施，不断提升乡镇健康治理水平，有效控制健康危险因素，减少辖区常见健康危害，提升群众健康素养水平，持续改善健康状况，实现乡镇治理与人的健康协调发展。

10. 健康村、健康社区、健康企业、健康机关、健康学校、健康促进医院、健康家庭建设是健康细胞建设的主要内容。通过建设健康环境、优化健康服务、倡导健康文化等措施，有效控制健康危险因素，减少健康危害，提升群众健康素养和健康水平，实现环境与人的健康协调发展。

11. 加强健康步道、健康主题公园等建设，为公众提供方便可及的活动场所。[参考文件：《全民健康生活方式行动健康支持性环境建设指导方案（2019 年修订）》]

12. 各乡镇要针对重点人群和重点场所，推广"三减三健"等慢性病防控措施。减盐、减油、减糖行动以餐饮从业人员、儿童青少年、家庭主厨为主，健康口腔行动以儿童青少年和老年人为主，健康体重行动以职业人群和儿童青少年为主，健康骨骼行动以中青年和老年人为主。要传播核心信息，提高群众对少盐少油低糖饮食与健康关系认知，帮助群众掌握口腔健康知识与保健技能，倡导科学运动、维持能量平衡、保持健康体重的生活理念，增强群众对骨质疏松的警惕意识和自我管理能力。[参考文件：《全民健康生活方式行动方案（2017—2025 年）》《关于持续推进"三减三

健"专项行动重点工作的通知》]

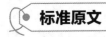

（七）社区、村建有健身场地设施，广泛开展全民健身活动，倡导居民经常参加体育锻炼，维持健康体重。机关、企事业单位等落实工作场所工间操制度。

标准释义

1. 每个村（社区）应设置一种及以上能够满足青少年和老年人等各类人群需要、可免费使用的健身场地设施，包括球类运动场地、健身步道、室外健身器材、体育公园、全民健身中心、公共体育场馆等。建有全民健身场地设施的社区比例达到100%。

2. 新建居住区按室内人均建筑面积不低于0.1平方米或室外人均用地面积不低于0.3平方米的标准配建公共健身设施。公共体育设施向社会免费或低收费开放。[参考文件：《关于加强全民健身场地设施建设发展群众体育的意见》]

3. 广泛开展全民健身活动，坚持线上线下结合、传统新兴并举的方式，开展群众喜闻乐见、丰富多彩的全民健身赛事活动。引导居民提高身体活动意识，培养运动习惯。了解和掌握全民健身、身体活动相关知识，将身体活动融入日常生活中，掌握运动技能，少静多动，减少久坐，保持健康体重。

4. 乡镇经常参加体育锻炼人数比例达到38.5%以上。经常参加体育锻炼的人指每周参加体育锻炼频度3次及以上，每次体育锻炼持续时间30分钟及以上，每次体育锻炼的运动强度达到中等及以上的人。

5. 机关、企事业单位等落实工作场所工间操制度。广泛开展广播体操运动，形成自觉锻炼、主动健身、追求健康的良好社会风尚。

● 标准原文

（八）深入开展控烟宣传活动，辖区内禁止在大众传播媒介或者公共场所、公共交通工具、户外发布烟草广告，依法规范烟草促销、赞助等行为。全面推进无烟党政机关、无烟医疗卫生机构、无烟学校、无烟家庭等无烟环境建设并取得显著成效，逐步实现室内公共场所、工作场所和公共交通工具全面禁烟。

标准释义

1.高度重视控烟宣传工作，充分利用传统媒体和新媒体平台，开展烟草（含传统卷烟和电子烟等新型烟草制品，下同）危害和控烟技能宣传，增强公众对烟草危害的认识，提高公众保护自己免受二手烟、三手烟危害的能力。医疗卫生机构及学校、村（社区）、机关、企事业单位等在日常健康教育活动中，把烟草控制作为重点宣传内容。[参考文件：《健康中国行动（2019—2030年）》]

2.辖区内禁止任何形式的烟草广告：

（1）烟草广告系指任何形式的商业性宣传推介活动，其目的效果或可能的效果在于直接或间接地推销烟草制品或促进烟草使用。

（2）禁止在大众传播媒介或者公共场所、公共交通工具、户外发布烟草广告。禁止利用互联网发布烟草广告。禁止向未成年人发送任何形式的烟草广告。禁止利用其他商品或者服务的广告、公益广告，宣传烟草制品名称、商标、包装、装潢以及类似内容。烟草制品生产者或者销售者发布的迁址、更名、招聘等启事中，不得含有烟草制品名称、商标、包装、装潢以及类似内容。[参考文件：《中华人民共和国广告法》《互联网广告管理暂行办法》《电子烟管理办法》]

3.推动全面建成无烟党政机关，鼓励企事业单位等开展无烟环境建设。各级领导干部在控烟工作中要起到模范带头作用，在禁止吸烟的场所不吸烟，公务活动参加人员不吸烟、不敬烟、不劝烟。［参考文件：《关于领导干部带头在公共场所禁烟有关事项的通知》《关于加强无烟党政机关建设的通知》］

4.辖区内积极开展无烟医疗卫生机构建设，医务人员在诊疗过程中要主动传播健康知识和技能，劝导、帮助患者戒烟，不在工作时间吸烟，不在医院室内吸烟，不着工作服吸烟。［参考文件：《关于进一步加强无烟医疗卫生机构建设工作的通知》］

5.辖区内积极开展无烟学校建设。教师要做学生控烟的表率，不在学校吸烟，不当着学生的面吸烟。学校周边100米内禁止售烟，禁止向未成年人售烟。［参考文件：《关于进一步加强青少年控烟工作的通知》《教育部关于在全国各级各类学校禁烟有关事项的通知》《关于进一步加强无烟学校建设工作的通知》］

6.积极开展无烟家庭建设，广泛宣传保护家人免受烟草危害。

7.认真执行所在省、市、县控烟法规规定，逐步实现室内公共场所、工作场所和公共交通工具全面禁烟：

（1）室内场所是指有顶部遮蔽且四周封闭总面积达50%以上的所有空间，不论该顶部、围挡、墙壁使用了何种物料，也不论该结构是永久的还是临时的，这类区域都定义为"室内场所"。

（2）公共场所涵盖公众可以进入的所有场所或供集体使用的场所，无论其所有权或进入权。

（3）工作场所指工作人员在其就业或工作期间使用的任何场所。包括：进行工作的场所，如办公室、会议室、实验室等；还包括工作人员在工作期间使用的附属或关联场所，如走廊、升降梯、楼梯间、大厅、联合设施、咖啡厅、洗手间、休息室、餐厅、车辆等。

（4）公共交通工具指从事旅客运输的各种公共汽车、出租车、火车、船只、飞机、缆车轿厢等正在运营中的交通工具。

8.辖区所有室内公共场所、工作场所及主要入口处，公共交通工具内张贴醒目的禁止吸烟标识和提示语。禁止吸烟标识张贴正确、规范（包括

"禁止吸烟"的图形和字样、监督举报电话以及部门落款等）。

三、市容环境卫生

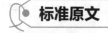

（九）主次干道和街巷路面平整，道路照明及景观照明设施整洁、完好，运行正常。垃圾桶（箱）等垃圾分类收集容器配置齐全，分类标志统一规范，满足当地垃圾分类要求。无乱搭乱建、乱堆乱摆、乱停乱放、乱贴乱画、乱扔乱倒等现象，无卫生死角，基本消除易涝积水点。主次干道和街巷路面及时进行保洁，保洁质量符合相关标准要求。河道、湖泊等水面清洁、岸坡整洁，无垃圾杂物。建筑工地（含待建、拆迁、在建等工地）管理到位，卫生整洁，规范围挡，无扬尘、噪声污染，建筑垃圾规范运输处理，无乱倒垃圾和乱搭乱建现象。

标准释义

1. 建立乡镇容貌和环境管理制度，结合爱国卫生工作开展乡镇容貌和环境整治，确保乡镇容貌干净、整洁、有序、安全。[参考标准：《城市市容市貌干净整洁有序安全标准（试行）》《城市容貌标准》（GB 50449—2008）]

2. 道路保持平坦、完好，便于通行。交通护栏、隔离墩经常清洗、维护，井（箱）盖、雨箅等无松动、无缺损、无堵塞。[参考标准：《城镇道路养护技术规范》（CJJ 36—2016）]

3. 照明设施规范完善、定期维护，保持整洁完好、运行正常，道路及公共场所装灯率达到 100%。

4.果皮箱、垃圾桶等垃圾收集容器设置规范、配置齐全、整洁美观，定期更新维护，按照当地垃圾分类要求统一、规范分类标志。[参考标准：《环境卫生设置标准》（CJJ 27—2012）]

5.无乱搭乱建、乱堆乱摆、乱停乱放、乱贴乱画、乱扔乱倒等现象。道路、公共场所无违规占道经营、占用绿地经营，经批准设置的路边便民餐点、早（夜）市等按规定时间、规定地点有序经营，经营结束后场地无垃圾、油污，经营设施摆放整齐。主要街道两侧建（构）筑物外形整洁完好，遮阳帐篷、空调外机、广告店招等规范有序。

6.加强广场、立交桥下、地下构筑物、棚户区及其他易涝点治理，基本消除易涝积水点。[参考文件：《城镇排水与污水处理条例》]

7.主次干道和街巷路面及时进行保洁，保洁质量符合相关标准要求：

（1）建立清扫保洁制度，明确清扫保洁范围和要求，及时进行保洁，有条件路段水洗除尘，影响交通的降雪及时清除。

（2）合理配置清扫保洁人员和机械设备，积极推行机械化作业，在符合道路清扫保洁相关标准的基础上，主次干道每日保洁时间不低于 16 小时，街巷保洁时间不低于 12 小时。

8.及时清除河道、湖泊等水面垃圾、粪便、油污、动物尸体、水生植物等漂浮废物，岸坡保持整洁完好，无破损，无堆放垃圾，船舶污染物排放控制和收集处理符合要求。

9.建筑工地围墙、围栏整洁完好，出口处设置车辆冲洗设施并对驶出车辆进行清洗。主要道路硬化处理、定期清扫洒水，裸露的场地和堆放的土方采取覆盖、固化或绿化等措施，无扬尘、噪声污染。生活区、办公区卫生防疫及临时设施管理有序，无乱倒垃圾和乱搭乱建现象。

10.规范建筑垃圾产生、收集、贮存、运输、利用、处置行为，建筑垃圾运输车辆容貌整洁、标志齐全、密闭运输，无带泥上路现象。

标准原文

（十）建筑物外立面上的广告设施和招牌的高度、大小符合规定标准，不遮盖建筑物外观轮廓，不影响建筑物本身和相邻建筑物采光、通风，不造成光污染。

标准释义

户外广告和招牌设施符合乡镇管理要求，设施尺度、形式和风格与周边环境相协调，不影响行人、车辆通行安全，不妨碍他人生产经营或居民正常生活，不影响建筑物本身和相邻建筑采光、通风，不造成光污染。［参考标准：《市容环卫工程项目规范》（GB 55013—2021）、《城市户外广告和招牌设施技术标准》（CJJ/T 149—2010）、《城市居住区规划设计标准》（GB 50180—2018）］

标准原文

（十一）提高绿化覆盖率和公园绿地面积，强化绿地管理。

标准释义

1. 绿化建设纳入乡镇相关规划，明确绿化发展目标和绿化覆盖率、公园绿地面积等规划指标。［参考标准：《城市绿地规划标准》（GB/T 51346—2019）］

2. 绿化定期养护，保持植物生长良好、叶面洁净美观，无明显病虫害、死树、地皮空秃。环境整洁美观，无垃圾杂物堆放，及时清除渣土、枝叶等，严禁露天焚烧枯枝、落叶等。［参考标准：《园林绿化养护标准》（CJJ/T 287—2018）］

3. 行道树整齐美观，不妨碍车、人通行，不碰架空线。无违章侵占绿地现象，无在树木花草和绿化设施上悬挂或摆放与绿化无关的物品等现象。

标准原文

（十二）生活垃圾转运站等环卫设施、再生资源回收基础设施符合相关标准要求，数量充足，布局合理，管理规范。生活垃圾分类收集运输体系和废旧物资循环利用体系完善，生活垃圾、粪便分类收集运输容器、车辆等设备设施实现密闭化、规范化，生活垃圾、粪便及时清运。

标准释义

1. 垃圾收集点、废物箱、公共厕所等环境卫生公共设施设置方便居民使用，不影响市容观瞻。重点场所附近及其他公众活动频繁处设置垃圾收集点、废物箱、公共厕所等环境卫生公共设施。

2. 结合实际建设再生资源回收网点，有稳固的场所，不露天堆放，并做到统一管理、统一标准、统一品牌、统一标识。［参考标准：《再生资源回收体系建设规范》（GB/T 37515—2019）］

3. 生活垃圾开展分类收集、转运，收集实行容器化，做到容器整洁、封闭完好、摆放整齐、日产日清，无散落垃圾和积留污水、无恶臭、基本无蝇。垃圾运输使用专用分类密闭运输车辆，车容整洁、标识清晰，车体外部无污物、灰垢，运输过程中无垃圾扬、撒、拖挂和污水滴漏，运输结束后及时清洗干净车辆。生活垃圾转运站等环境卫生设施符合相关标准要求，数量充足，布局合理，管理规范。

4. 环卫设施的臭气控制及其他污染物排放符合相关标准要求。［参考标准：《城镇环境卫生设施除臭技术标准》（CJJ 274—2018）］

5. 粪便收集运输要求：

（1）有污水管网和污水处理厂的地区，应将粪污水纳入污水管网集中处理。没有污水管网的地区，应建造符合卫生要求的化粪池或其他处理设施。严禁粪便、粪污水直排，化粪池、贮粪池、粪箱等设置规范，运行安全。

（2）配备专业粪便清掏和运输车辆，采用全密闭车辆，不得"跑、冒、滴、漏"，按指定地点及时卸粪，不得任意排放，运输作业结束后，及时清洗车辆和辅助设施。船舶运输粪便参照车辆运输要求。

6. 落实塑料废弃物回收利用和处置的相关要求，加强塑料废弃物回收和清运。

标准原文

（十三）推行生活垃圾分类和减量化、资源化。因地制宜加快建立生活垃圾分类投放、分类收集、分类运输、分类处理系统，提高生活垃圾分类覆盖率。加强乡镇生活垃圾回收利用和无害化处理。

标准释义

1. 生活垃圾分类要求：

（1）加强生活垃圾分类管理能力建设。加快建立生活垃圾分类投放、分类收集、分类运输、分类处理体系，实现生活垃圾分类制度有效覆盖。

（2）结合本地实际，设置简便易行的生活垃圾分类投放装置，合理布局村（社区）、商业和办公场所的生活垃圾分类收集容器、箱房、桶站等设施设备。

（3）健全与生活垃圾分类收集相衔接的运输网络，合理确定分类运输站点、频次、时间和线路，配齐分类运输车辆（船舶）。防止生活垃圾"先分后混、混装混运"，推行"车载桶装、换桶直运"等密闭、高效的厨余垃圾收运系统，减少装车运输"抛、洒、滴、漏"。

（4）组织开展生活垃圾分类宣传，教育引导公众养成生活垃圾分类习惯。

2. 推进生活垃圾减量化、资源化，促进生活垃圾回收利用。鼓励引导住宿、餐饮等服务性行业优先采用可重复使用、易回收利用的包装物，餐饮行业禁止使用不可降解塑料袋、不可降解一次性塑料吸管、不可降解一次性塑料餐具，宾馆酒店不主动提供一次性塑料用品等。

3. 推进生活垃圾无害化处理，建立完善生活垃圾分类处置设施。鼓励乡镇与县共享或建设区域性生活垃圾焚烧、厨余（餐厨）垃圾资源化利用和有害垃圾无害化处理设施，乡镇生活垃圾无害化处理率达到 80%。

标准原文

（十四）积极推进厕所革命，提高卫生厕所普及率。公共厕所设置符合相关标准要求，数量充足，干净整洁。主次干道、车站、医疗机构、旅游景点、集贸市场、商场等公共场所的公厕设施不低于二类标准。生活污水有效收集处理。

标准释义

1. 全面推行卫生厕所改造，农村卫生厕所普及率稳步提高，达到或高于全省平均水平。

2. 公厕布局合理、数量充足，有日常保洁责任制度，采光、通风、供排水、标识等符合要求，日常管理基本达到"四净三无两通一明"，即地面净、墙壁净、厕位净、周边净，无溢流、无蚊蝇、无臭味，水通、电通，灯明。［参考标准：《城市环境卫生质量标准》］

3. 生活污水收集处理要求：

（1）建设生活污水收集管网，因地制宜实施雨污分流改造，基本消除生活污水直排口和收集处理设施空白区，乡镇下水道管网覆盖率＞70%。

（2）生活污水处理设施建设、运行、维护、安全、污染物排放及污泥处理符合相关标准，污水处理能力全覆盖，全面实现污泥无害化处置。［参考标准：《城镇污水处理厂工程施工规范》（GB 51221—2017）、《城镇污水处理厂工程质量验收规范》（GB 50334—2017）、《城镇污水处理厂污染物排放标准》（GB 18918—2002）、《城镇污水处理厂运行、维护及安全技术规程》（CJJ 60—2011）]

标准原文

（十五）农产品市场布局合理，管理规范，科学设置经营区域，实行生熟分开、干湿分离；兼营零售业务的农产品批发市场，应当做到批发与零售业务分区域或分时段经营。农产品批发市场、零售市场设施设备应符合卫生防疫和食品安全要求，应配备卫生管理和保洁人员，落实定期休市和清洗消毒制度，环卫设施齐全、干净整洁。市场活禽销售区域应相对独立设置，实行隔离宰杀，对废弃物实施规范处理，逐步实现市场无活禽交易。临时便民市场采取有效管理措施，保障周边市容环境卫生、交通秩序和群众正常生活秩序。流动商贩管理规范。无使用厚度小于 0.025 毫米的超薄塑料购物袋现象。

标准释义

1.农产品市场（含农产品批发市场）布局合理，建设管理规范，探索推动菜市场标准化建设改造。[参考文件及标准：《商务部等 13 部门关于进一步加强农产品市场体系建设的指导意见》《农贸市场管理技术规范》（GB/T 21720—2008）、《农产品批发市场管理技术规范》（GB/T 19575—2004）]

（1）功能分区要求。划行归市、生熟分开、干湿分离，分区标识清晰，根据需要设置农民自产自销交易区。批发市场严格划分交易区、仓储区和综合服务区，禁止住宿、交易和仓储不分现象。兼营零售业务的农产品批发市场做到批发与零售业务分区域或分时段经营。

（2）硬件设施要求。市场规范配置摊位或商品柜台，直接入口食品有清洁、卫生外罩或覆盖物。鲜活水产品交易配备蓄养池、宰杀操作台、废弃物桶等设施。

（3）食品安全要求。严格卫生防疫和食品安全要求，从业人员个人卫生良好，接触直接入口食品的经营人员持有效健康合格证明。严禁票证不全、来源不明的食品入市，过期、变质食品及时清理。

（4）环境卫生要求。落实清扫保洁制度，经营摊点备有垃圾收集容器，摊内外整洁，无垃圾、杂物和污迹。生活垃圾分类收运、日产日清。

（5）市场消杀要求。建立健全卫生、消毒等管理制度和市场定期休市制度，休市期间组织市场进行全面彻底清洗、消毒。

（6）加强活禽销售市场监管。依法规范活禽销售市场和活禽经营区域设置、管理，推行活禽"集中屠宰、冷链运输、冰鲜上市"。市场内活禽销售区域相对独立，排风、供排水、消毒和宰杀加工等设施设备齐全，实行定期休市并在休市期间全面清洗、消毒。活禽粪便、污物以及宰杀活禽废弃物密闭存放、无害化处理。[参考文件：《中华人民共和国动物防疫法》《动物检疫管理办法》《活禽经营市场高致病性禽流感防控管理办法》]

2.临时便民市场设置规范合理、管理规范、定时定点开放，设置生活垃圾收集容器，落实清扫保洁制度，不影响市容环境卫生、交通秩序和群众正常生活秩序。加强流动商贩管理，食品摊贩符合食品安全要求。

3.农产品市场推广使用环保布袋、纸袋等非塑制品和可降解购物袋，无使用厚度小于0.025毫米的超薄塑料购物袋现象。[参考文件：《国家发展改革委 生态环境部关于进一步加强塑料污染治理的意见》]

标准原文

（十六）饲养畜禽和野生动物需符合有关法律法规要求，畜禽粪污得到有效处置。各类集贸市场、花鸟宠物市场及动物交易市场无非法交易和宰杀野生动物现象。

标准释义

1.饲养畜禽和野生动物符合相关规定，从事饲养符合国家要求的野生动物的单位和个人必须取得国家重点保护野生动物驯养繁殖许可证。［参考文件：《中华人民共和国野生动物保护法》《中华人民共和国畜牧法》《中华人民共和国动物防疫法》《国家畜禽遗传资源目录》］

2. 加强野生动物保护的宣传教育和科学知识普及，无养殖国家明确规定禁止养殖的禁食野生动物现象，规范管理允许养殖的禁食野生动物。［参考文件：《全国人民代表大会常务委员会关于全面禁止非法野生动物交易、革除滥食野生动物陋习、切实保障人民群众生命健康安全的决定》《国家林业和草原局关于规范禁食野生动物分类管理范围的通知》］

3. 饲养动物的单位和个人履行动物疫病强制免疫义务，对动物规范实施免疫接种，按规定建立免疫档案、加施畜禽标识，取得《动物防疫条件合格证》。［参考标准：《动物饲养场防疫准则》（GB/T 39915—2021）］

4. 畜禽粪污进行无害化处理，鼓励采取粪肥还田、制取沼气、生产有机肥等方式进行资源化利用。［参考标准：《畜禽粪便无害化处理技术规范》（GB/T 36195—2018）］

5. 集贸市场、花鸟宠物市场、动物交易市场开办者及市场销售者禁止非法买卖和宰杀或代人宰杀野生动物。城区内无出售、购买、利用野生动物及其制品广告，无禁止使用的猎捕工具广告或者为禁止使用的猎捕工具提供交易服务，无非法交易、宰杀野生动物及其制品现象。

标准原文

（十七）社区、村和单位建有卫生管理组织和相关制度，卫生状况良好，环卫设施完善，推行垃圾分类，垃圾及时清运，公共厕所符合卫生要求；道路平坦，绿化美化，无乱搭乱建、乱堆乱摆、乱停乱放、乱贴乱画、乱扔乱倒现象。

标准释义

1. 结合地方特点制订切合实际的各项卫生规章制度，积极开展爱国卫生工作，搞好环境卫生和绿化美化，卫生状况良好。

2.垃圾收集容器（房）、垃圾压缩收集站、公共厕所等环境卫生设施设置规范，定期保洁和维护。垃圾及时密闭收集清运，路面、绿地、院落等环境整洁，无暴露垃圾、无卫生死角、无违章建筑。公共厕所清洁卫生，无蝇无蛆，基本无异臭味。

3.推行垃圾分类。通过设立宣传栏、垃圾分类督导员、宣传员、指导员等方式，引导居民分类收集、分类投放生活垃圾。垃圾容器分类标志统一、规范、清晰，方便居民投放垃圾。生活垃圾密闭存放、及时清运。

4.道路硬化平坦，整洁卫生，无违章搭建、占路设摊，无乱堆乱摆、乱停乱放、乱贴乱画、乱扔垃圾、乱倒污水，居民楼道整洁、无乱堆杂物。路面、绿地、院落等外部环境无暴露垃圾、无卫生死角、环境整洁。

5.公共设施规范设置，合理布局，整洁完好，无乱张贴、乱刻画、乱涂写现象。架设管线整齐规范，不乱拉乱设。宠物、家禽家畜和信鸽等家养动物饲养规范，不得污染环境。

● 标准原文

（十八）镇辖村建有配套生活污水处理、排放设施和充足的垃圾收集站（点）、再生资源回收站（点）、公共厕所等设施，卫生清扫保洁及时，日常管理规范，垃圾及时清运，普及卫生户厕；道路硬化平整，主要道路配备路灯；无乱搭乱建、乱堆乱摆、乱停乱放、乱贴乱画、乱扔乱倒现象。

标 准 释 义

1.镇（乡）辖村按照相关标准，结合爱国卫生工作开展人居环境整治活动，促进环境质量提升。［参考标准：《村庄整治技术标准》（GB/T 50445—2019）］

2.生活污水处理、排放设施和果皮箱、垃圾收集站点、再生资源回收站点、公共厕所等基础设施设备完善，运行正常。全面普及卫生厕所，居住环境清洁卫生。

3. 生活垃圾清扫、收集、运输、处理规范。制订卫生保洁制度，有清扫保洁队伍和专业人员管理实施。道路做到每天清扫，专人保洁，日常管理规范，主要道路清扫保洁质量和路面废弃物控制达标，生活垃圾收运处理规范。〔参考标准：《农村生活垃圾收运和处理技术标准》（GB/T 51435—2021）〕

4. 道路硬化平坦，无坑洼、积水及泥土裸露。主要道路路灯配备完善，运行正常。

5. 停车规范有序，基本消除乱搭乱建、乱堆乱摆、乱停乱放、乱贴乱画、乱扔乱倒等现象。

标准原文

（十九）加强铁路沿线两侧环境卫生整治，铁路两侧500米范围内无露天堆放的彩钢瓦、塑料薄膜、防尘网等轻飘物品，铁路沿线安全保护区内无倾倒垃圾、排污等现象。

标准释义

1. 铁路沿线两侧环境卫生管理和整治主体明确，责任清晰，分工明确。以铁路两侧500米范围内的彩钢瓦、石棉瓦、树脂瓦、简易房、塑料薄膜、防尘网、广告牌等轻质物体为重点，定期开展铁路沿线两侧环境卫生整治，依法严厉查处在铁路线路安全保护区内未经批准擅自堆放垃圾渣土等违法行为，确保铁路沿线安全保护区内无倾倒垃圾、排污等现象，无安全隐患。

2. 加强铁路沿线安全管控，防尘网、塑料薄膜、彩钢瓦、简易房等轻硬质建（构）筑物安装牢固，无违法、废弃、破损严重的经营、办公、居住等轻硬质建（构）筑物。

四、生态环境

（二十）近3年辖区内未发生重大环境污染和生态破坏事故。建立环境保护工作机制，无烟囱排黑烟、乱排污水现象，无秸秆、垃圾露天焚烧现场，无黑臭水体。排放油烟的餐饮单位安装油烟净化装置并保持正常使用。各级水环境功能区全部达到要求，未划定功能区的水质不低于五类。

标准释义

1. 近3年辖区内未发生重大环境污染和生态破坏事故（因不可抗力因素引发的除外），重大环境污染和生态破坏事故参照重大突发环境事件执行。凡符合下列情形之一的，为重大突发环境事件：

（1）因环境污染直接导致10人以上30人以下死亡或50人以上100人以下中毒或重伤的。

（2）因环境污染疏散、转移人员1万人以上5万人以下的。

（3）因环境污染造成直接经济损失2000万元以上1亿元以下的。

（4）因环境污染造成区域生态功能部分丧失或该区域国家重点保护野生动植物种群大批量死亡的。

（5）因环境污染造成县级城市集中式饮用水水源地取水中断的。

（6）Ⅰ、Ⅱ类放射源丢失、被盗的；放射性同位素和射线装置失控导致3人以下急性死亡或者10人以上急性重度放射病、局部器官残疾的；放射性物质泄漏，造成较大范围辐射污染后果的。

（7）造成跨省级行政区域影响的突发环境事件。

2. 乡镇政府建立生态环境保护工作机制，各类污染源废气排放满足国家或地方大气污染物排放标准的要求。高污染燃料禁燃区内，生产和生活中禁止使用《高污染燃料名录》规定的煤炭等高污染燃料。烟囱烟气经烟气净化装置净化后达标排放，无排放黑烟现象。

3.秸秆禁烧区域，禁止露天焚烧秸秆、落叶等造成空气污染的物质。人口集中地区和其他依法需要特殊保护的区域，禁止焚烧沥青、油毡、橡胶、塑料、皮革、垃圾以及其他产生有毒有害烟尘和恶臭气体的物质。

4.排放油烟的餐饮服务业经营者安装符合环境保护要求的油烟净化设施并保持正常使用，或者采取其他油烟净化措施，油烟达标排放，防止对附近居民的正常生活环境造成污染。[参考标准：《环境标志产品技术要求吸油烟机》（HJ 1059—2019）、《饮食业油烟排放标准》（GB 18483—2001）]

5.污水按照要求进行收集处理，无乱排污水现象。

6.水环境功能区（或水功能区）划分合理，监测符合要求，水质达到功能区类别要求：

（1）划定水环境功能区（或水功能区），并经政府批准实施。

（2）每年按照国家和省级生态环境行政部门制订的环境监测工作要点及方案的要求开展地表水水质监测工作，监测项目、频次符合要求，城区内划定水环境功能区（或水功能区）的水质达到相应功能水质的要求。

（3）未划定水环境功能的水体水质不低于五类，无黑臭现象。[参考文件：《"十四五"城市黑臭水体整治环境保护行动方案》《城市黑臭水体整治工作指南》]

标准原文

（二十一）区域环境噪声控制良好，声功能区夜间环境质量达标。

标准释义

1.实施噪声污染防治行动，解决群众关心的突出噪声问题。

2.根据环境管理的需要，县级以上政府生态环境行政部门可按以下要求确定乡村区域适用的声环境质量要求：

（1）位于乡村的康复疗养区执行0类声环境功能区要求。

（2）村庄原则上执行1类声环境功能区要求，工业活动较多的村庄以及有交通干线通过的村庄（指执行4类声环境功能区要求以外的地区）可局部或全部执行2类声环境功能区要求。

（3）集镇执行2类声环境功能区要求。

（4）独立于村庄、集镇之外的工业、仓储集中区执行3类声环境功能区要求。

（5）位于交通干线两侧一定距离内噪声敏感建筑物执行4类声环境功能区要求。

五种类型声环境功能区环境噪声限值详见下表（表2）。［参考标准：《声环境质量标准》（GB 3096—2008）］

表2　环境噪声限值

声环境功能区类别	时段	
	昼间／分贝	夜间／分贝
0类	50	40
1类	55	45
2类	60	50
3类	65	55
4类		
4a类	70	55
4b类	70	60

3. 乡村区域的声环境质量可参照《环境噪声监测技术规范 城市声环境常规监测》（HJ 640—2012）开展监测。

🏷 **标准原文**

（二十二）集中式饮用水水源地水质达标。辖区内重点河湖主要控制断面生态流量达标。

标准释义

1. 饮用水水源地安全保障措施到位：

（1）按照相关要求，划定饮用水水源保护区，建立饮用水水源保护区制度。饮用水水源保护区划分由省、自治区、直辖市政府批准，跨省份的饮用水水源保护区，由有关省级政府商有关流域管理机构划定。［参考文件：《中华人民共和国水法》《中华人民共和国水污染防治法》］

（2）地方政府在饮用水水源保护区的边界，设立明确的地理界标和明显的警示标识，各类标识符合要求。饮用水水源一级保护区内无排污口，无从事网箱养殖、旅游、游泳、垂钓或者其他可能污染饮用水水体的活动。［参考标准：《饮用水水源保护区标志技术要求》（HJ/T 433—2008）］

（3）建立水源地污染来源防护和预警、水质安全应急处置以及净水厂应急处理等饮用水安全保障体系。制订水源地污染事故应急预案，定期开展应急演练，配备应急物资和器材。

（4）单一水源供水城市应当建设应急水源或备用水源，有条件的地区可以开展区域联网供水，提高饮用水水源水量保障水平。

2. 集中式饮用水水源地监测工作符合国家要求，扣除环境本底影响后，水质达标率达到100%：

（1）集中式生活饮用水水源地均按要求开展水质监测，监测点位、项目、频次符合国家和省级生态环境行政部门制定的环境监测工作要点及方案的要求。

（2）地表水源一级保护区达到Ⅱ类水质，地表水源二级保护区达到Ⅲ类水质，地下水源达到Ⅲ类水质。对有多个监测点位的同一水源，则按多个点位的浓度平均值评价达标情况。［参考标准：《地表水环境质量标准》（GB 3838—2002）、《地下水质量标准》（GB/T 14848—2017）、《生活饮用水卫生标准》（GB 5749—2022）］

3. 辖区内重点河湖生态流量主要控制断面（考核断面和管理断面）生态流量达到国家保障目标要求。［参考文件：《全国重点河湖生态流量确定

工作方案》]

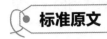

（二十三）辖区内医疗卫生机构依法分类收集医疗废物，医疗废物统一由有资质的医疗废物处置单位处置。对确不具备医疗废物集中处置条件的地区，医疗机构应当使用符合条件的设施自行处置。医疗污水收集、处理、消毒和排放符合国家及地方有关要求。

标 准 释 义

1. 推行医疗废物集中无害化处置，医疗卫生机构依法有专人或部门负责医疗废物分类收集，统一由有资质的医疗废物集中处置机构进行消杀、转运、处置。［参考文件：《中华人民共和国固体废物污染环境防治法》《中华人民共和国传染病防治法》《医疗废物管理条例》《危险废物经营许可证管理办法》］

2. 不具备集中处置医疗废物条件的农村，自行处置医疗废物的，符合下列基本要求：

（1）使用后的一次性医疗器具和容易致人损伤的医疗废物，应当消毒并作毁形处理。

（2）能够焚烧的，应当及时焚烧。

（3）不能焚烧的，消毒后集中填埋。［参考文件：《医疗卫生机构医疗废物管理办法》］

3. 医疗废物处置单位要求：

（1）从事医疗废物集中处置活动的单位，必须具有危险废物处置经营许可证，未发生超出经营许可证规定内容的从事危险废物收集、贮存、利用、处置的经营活动。

（2）医疗废物处置单位要制订突发环境事件的防范措施和应急预案，配置应急防护设施设备，定期开展应急演练。建立危险废物经营情况记录簿，定期向环保部门报告经营活动情况。建立日常环境监测制度，自行或委托有资质的单位对污染物排放进行监测，主要污染物排放达到国家规定的排放标准限值要求。

（3）医疗废物处置单位相关管理人员和从事危险废物收集、运送、暂存、利用和处置等工作的技术人员要掌握国家相关法律法规、规章和有关规范性文件的规定。熟悉本单位制订的危险废物管理规章制度、工作流程、应急预案等各项工作要求。掌握危险废物分类收集、运送、暂存的正确方法和操作流程，提高安全防护和应急处置能力。

4. 医源性污水的处理排放符合国家有关要求，医疗机构建有污水处理站，污水经处理后主要污染物达到排放限值后方可排放。带有传染病房的综合医疗机构，将传染病房污水与非传染病房污水分开，传染病房的污水、粪便经消毒后方可与其他污水合并处理。[参考标准：《医疗机构水污染物排放标准》（GB 18466—2005）]

五、重点场所卫生

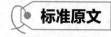
标准原文

（二十四）公共场所实行卫生监督量化分级管理，公共场所卫生信誉度等级应向社会公示，并使用统一标识。卫生许可证件齐全有效，卫生管理规范，直接为顾客服务的人员取得有效健康合格证明。

标准释义

1. 公共场所卫生管理要求：

（1）建立健全卫生管理制度和卫生管理档案。

（2）根据经营特点制定落实相应的卫生操作规程，明确环境清扫保洁、卫生设施设备运行、维护管理、物品采购储存、公共用品用具清洗消毒保洁等相关工作程序和要求。

（3）在醒目位置公示卫生许可证、卫生信誉度等级和一年内的卫生检测报告。

（4）制订传染病和健康危害事故应急预案，发生传染病流行和危害健康事故时，应立即处置，防止危害扩大。

（5）从业人员有传染病感染症状时，应脱离工作岗位，排除传染病后方可重新上岗。

2.公共场所卫生要求：

（1）卫生相关产品执行进货验收制度，保证产品质量，标签标识规范。

（2）公共用品用具一客一换，按照有关卫生标准和要求清洗、消毒、保洁，记录齐全。公共用品用具的配备数量满足经营需要。禁止重复使用一次性用品用具。

（3）根据经营规模和项目设置清洗、消毒、保洁、盥洗等设施设备和公共卫生间。设施设备正常运行，卫生间保持清洁无异味。

（4）卫生清扫工具、工作车的配备与管理使用能够满足工作需求，避免交叉污染。

（5）保持空气流通，室内空气质量符合国家卫生标准和要求。

（6）集中空调通风系统符合公共场所集中空调通风系统相关卫生规范和规定的要求。分散式空调设施室内机组的滤网和散流罩定期保洁，不得有积尘。

（7）生活饮用水、游泳池水和沐浴用水卫生管理和水质符合国家卫生标准和要求。

（8）清洗消毒间、清洁物品储藏间、公共卫生间、烫染发间、洗衣房等功能房间宜设置固定标牌，明确房间用途。

3.公共场所从业人员管理要求：

（1）每年组织从业人员进行健康检查，从业人员取得有效健康合格证明后方可上岗。患有痢疾、伤寒、甲型病毒性肝炎、戊型病毒性肝炎等消化道传染病，以及活动性肺结核和化脓性、渗出性皮肤病等疾病的人员，治愈前不得从事直接为顾客服务的工作。

（2）组织从业人员参加公共场所卫生法律法规和卫生知识培训，经考核合格后方可上岗。有相应的培训、考核资料和记录。在岗从业人员每两年复训一次。

（3）从业人员保持良好的个人卫生，养成良好卫生习惯。

标准原文

> （二十五）小浴室、小美容美发店、小歌舞厅、小旅店等经营资格合法，室内外环境整洁，卫生管理、硬件设施符合相应国家标准要求。

标准释义

1. 小浴室基本要求：

（1）洗浴场所不宜设在地下室，沐浴区、更衣室、清洗消毒间、暖通空调、给排水符合公共场所设计卫生规范要求。

（2）有"禁止性病、传染性皮肤病患者沐浴"警示性标识。

（3）使用燃煤或液化气供应热水的，使用强排式通风装置。淋浴间内不得设置直排式燃气热水器，不得摆放液化石油气瓶，可能产生一氧化碳气体的沐浴场所配备一氧化碳报警装置。

（4）池浴配备池水循环净化消毒装置，循环净化装置正常运行，营业期间每日补充足量新水。

2. 小美容美发店基本要求：

（1）美容美发区、清洗消毒间（区）、暖通空调、排水、电气符合公共场所设计卫生规范要求。

（2）设有头癣、皮肤病患者专用工具，独立存放，标示"头癣、皮肤病患者专用工具"字样。

（3）使用燃煤或液化气供应热水的，使用强排式通风装置，燃烧产生的气体直接排到室外。

3. 小歌舞厅应符合公共场所卫生及管理相关要求。

4. 小旅店基本要求：

（1）床单、枕套、被套等床上用品保持整洁，一客一换，长住客至少一周一换。床罩、枕芯、床垫等用品定期更换清洗，保持整洁。

（2）客房卫生间设置洗漱、淋浴、冲水式便器等卫生洁具，使用专用清扫工具对相应的洁具进行清扫，对洁具表面进行消毒。

（3）客房无卫生间的设置公共盥洗室、公共浴室，每个床位配备一套脸盆、脚盆。

（4）公共浴室设置符合小浴室基本要求。

标准原文

> （二十六）学校、幼儿园和托育机构的教室、食堂（含饮用水设施）、宿舍、厕所等教学和生活环境符合国家卫生标准或相关规定。学校按照规定设立校医院或卫生室，校医或专（兼）职保健教师配备比率达标，配备专兼职心理健康工作人员。学校传染病防控工作机制健全并严格执行。

标准释义

1. 中小学校、幼儿园和托育机构教室、食堂、宿舍、厕所等设计、布局、内部配置符合相关标准要求。［参考标准及文件：《中小学校设计规范》（GB 50099—2011）、《中小学校采暖教室微小气候卫生要求》（GB/T 17225—2017）、《中小学校教室换气卫生要求》（GB/T 17226—2017）、《学校课桌椅功能尺寸及技术要求》（GB/T 3976—2014）、《书写板安全卫生要求》（GB 28231—2011）、《中小学校教室采光和照明卫生标准》（GB

7793—2010）、《托儿所、幼儿园建筑设计规范》（JGJ 39—2016，含强制性条文）、《幼儿园建设标准》（建标 175—2016）、《托育机构设置标准（试行）》《托育机构管理规范（试行）》]

2. 学校按照要求配备专职或兼职卫生技术人员或保健教师：

（1）农村中心小学和普通中学设卫生室，按学生人数 600∶1 的比例配备专职卫生技术人员。

（2）学生人数不足 600 人的学校，可以配备专职或者兼职保健教师，开展学校卫生工作。

（3）配备专（兼）职保健教师或卫生专业技术人员的学校比例达到70% 以上。[参考标准：《国家学校体育卫生条件试行基本标准》]

3. 每所中小学校至少要配备 1 名专职心理健康教育教师或学校社会工作者。[参考文件：《教育部办公厅关于加强学生心理健康管理工作的通知》]

4. 学校在卫生健康行政部门的技术指导下，制订传染病预防控制的应急预案和相关制度，包括：传染病疫情相关突发公共卫生事件的应急预案，传染病疫情相关突发公共卫生事件的报告制度，学生晨检制度，因病缺课登记、追踪制度，复课证明查验制度，学生健康管理制度，学生免疫规划的管理制度，传染病预防控制的健康教育制度，通风、消毒等制度。学校应严格落实各项传染病预防控制制度，并根据传染病预防控制形势及时进行调整和完善。[参考标准：《中小学校传染病预防控制工作管理规范》（GB 28932—2012）]

📢 标准原文

（二十七）中小学体育与健康课程开课率达标。中小学生每天校内体育活动时间充足。学校眼保健操普及率达标。中小学生近视率、肥胖率逐年下降。近 3 年辖区内无重大学校食物中毒事件。

标准释义

1. 在基本保障小学 1 年级—2 年级每周 4 节体育课，小学 3 年级以上至初中每周 3 节体育课，高中每周 2 节体育课的基础上，鼓励中小学各学段根据学校实际适当增加每周体育课时，义务教育阶段可每天 1 节体育课，高中阶段可每周 3 节体育课以上。中小学校每学期应在体育与健康课程总课时中安排 4 个健康教育课时。中小学体育与健康课程开课率达到 100%。[参考文件：《〈体育与健康〉教学改革指导纲要（试行）》]

2. 中小学校组织全体学生每天上下午各做 1 次眼保健操，学校眼保健操普及率达到 100%。

3. 辖区内儿童青少年总体近视率和新发近视率明显下降，总体近视率力争在上一年基础上降低 0.5 个百分点以上。[参考文件：《综合防控儿童青少年近视实施方案》]

4. 以 2002—2017 年超重率和肥胖率年均增幅为基线，高流行地区的乡村，儿童青少年超重率和肥胖率年均增幅在基线基础上下降 80%，中流行地区的乡村，儿童青少年超重率和肥胖率年均增幅在基线基础上下降 70%，低流行地区的乡村，儿童青少年超重率和肥胖率年均增幅在基线基础上下降 60%。如所在省份制订并发布相关卫生健康发展规划，其中设立的规划目标值高于上述目标值，则满足省级规划目标值。3 个流行水平区分别为：

（1）高流行水平地区：陕西、北京、吉林、天津、山西、上海、内蒙古、辽宁、黑龙江、江苏、山东、河北。

（2）中流行水平地区：湖南、甘肃、浙江、福建、新疆、湖北、安徽、宁夏、河南、江西、重庆。

（3）低流行水平地区：广西、海南、云南、青海、广东、西藏、贵州、四川。[参考文件：《儿童青少年肥胖防控实施方案》]

5. 近 3 年辖区内未发生重大学校食物中毒事件。

标准原文

（二十八）辖区内存在职业病目录所列职业病危害因素的企业职业病危害项目及时申报。对接触职业病危害的劳动者依法进行职业健康检查。近3年辖区内未发生重大职业病危害事故。

标准释义

1. 职业病目录指国家公布的职业病危害因素目录。

2. 工作场所存在职业病危害因素的用人单位，根据职业病危害因素目录，对目录所列职业病危害项目，及时、如实地向卫生健康行政部门申报，并接受监督，申报率＞90%。〔参考文件：《中华人民共和国职业病防治法》〕

3. 接触职业病危害的劳动者依法进行职业健康检查：

（1）用人单位按照国务院卫生健康行政部门的规定组织上岗前、在岗期间和离岗时的职业健康检查，并将检查结果书面告知劳动者。

（2）在职业健康检查中发现有与所从事职业相关的健康损害的劳动者，用人单位根据职业健康检查机构、职业病诊断医疗机构的意见，将其调离原工作岗位，并妥善安置。对留有残疾，影响劳动能力的劳动者，应进行劳动能力鉴定，并根据其鉴定结果安排适合其本人职业技能的工作。

（3）用人单位为劳动者建立职业健康监护档案，并按照规定的期限妥善保存。用人单位依法履行职业病诊断、鉴定的相关义务。〔参考标准：《职业健康监护技术规范》（GBZ 188—2014）〕

4. 近3年辖区内未发生重大职业病危害事故。重大职业病危害事故是指一次发生急性职业病10人以上50人以下或者死亡5人以下的，或者发生职业性炭疽5人以下的事件。

标准原文

（二十九）商场、超市等公共场所卫生检测结果符合国家相关标准要求。

标准释义

商场、超市每年开展不少于 1 次卫生学检测，物理因素、室内空气质量、生活饮用水、集中空调通风系统符合要求，在醒目位置如实公示检测结果并及时更新。〔参考标准：《公共场所卫生管理规范》（GB 37487—2019）、《公共场所卫生指标及限值要求》（GB 37488—2019）〕

六、食品和生活饮用水安全

标准原文

（三十）近 3 年辖区内未发生重大食品安全和饮用水安全事故，依法报告食品安全和饮用水安全事故信息。

标准释义

1. 近 3 年辖区内未发生重大食品安全和饮用水安全事故。

2. 健全食品安全和饮用水安全突发事件应急处理和报告制度，掌握食品安全和饮用水安全突发事件处置流程和处理措施。发生食品安全和饮用水安全事故及时上报，并按流程进行处置。

标准原文

（三十一）加强小餐饮店、小食品店、小作坊管理，无固定经营场所的食品摊贩实行统一管理，规定区域、限定品种经营。无制售"三无"食品、假冒食品、劣质食品、过期食品等现象。

标准释义

1.严格执行国家食品安全相关标准，加强对小餐饮店、小食品店、小作坊的监管力度，严厉查处制售"三无"食品、假冒食品、劣质食品、过期食品等违法行为。［参考标准：《食品安全国家标准 餐饮服务通用卫生规范》（GB 31654—2021）］

（1）食品生产经营场所要求：

外部环境清洁，不选择对食品有污染风险，以及有可导致虫害大量孳生的场所。布局及工艺流程合理，能有效防止生食与熟食、原料与成品交叉污染，避免食品接触有毒物、不洁物。加工设备和设施满足生产工艺和经营规模需求。制售直接入口食品，要有防腐、防尘、防蝇、防鼠、防虫设施。建立食品安全管理制度，定期对食品从业人员开展健康体检和食品安全知识培训。有上下水设施，用水符合生活饮用水标准。

（2）小餐饮店、小食品店、小作坊要求：

依法持照从事食品生产经营活动，落实食品采购进货查验和索证、索票要求。食品贮存做到分类分架、隔墙离地、生熟分开，并按照包装标识的条件存放。销售散装食品时，在货架（台）或外包装上标明食品名称、生产日期、保质期以及厂商的名称、地址、联系方式等。销售散装直接入口食品时，使用加盖或非敞开容器存放，避免消费者直接接触。

（3）食品摊贩要求：

对食品摊贩实行统一管理，规定区域和时间、限定品种经营。有符合食品安全要求且与其经营食品品种、数量相适应的食品销售、贮存设施设备。从合法正规渠道采购食品、食品添加剂、食品相关产品，并依法依规落实进货查验要求。用于食品经营的工具、用具、容器、设施保持清洁卫生，防止交叉污染或生熟混用。食品从业人员保持个人卫生，穿戴整洁的工作服，销售直接入口食品的，佩戴口罩和发帽。

标准原文

（三十二）积极推行明厨亮灶和食品生产经营风险分级管理。从事接触直接入口食品工作的食品生产经营人员取得有效的健康合格证明。落实清洗消毒制度，防蝇防鼠等设施健全。食品生产企业严格执行国家相关标准。

标准释义

1. 积极鼓励明厨亮灶管理，采用透明、视频等方式，将厨房环境卫生、烹饪和餐饮具清洗消毒等过程，向社会公众展示。[参考文件：《餐饮服务明厨亮灶工作指导意见》]

2. 对食品生产经营全面实行食品安全风险分级动态管理，对不同风险等级的食品生产经营者采取相应频次监督检查。[参考文件：《食品生产经营风险分级管理办法（试行）》]

3. 从事接触直接入口食品工作的食品生产经营人员每年进行健康检查，取得健康合格证明后方可上岗工作。

4. 餐饮具使用前应洗净、消毒，消毒后的餐饮具贮存在消毒柜或专用的保洁柜内备用。使用一次性餐饮具或集中消毒餐饮具的餐饮单位，应向供货商索取其营业执照及检测合格报告，禁止重复使用一次性餐饮具或集中消毒餐饮具。[参考标准：《食品安全国家标准 消毒餐（饮）具》（GB 14934—2021）]

5. 健全防鼠、防蝇等病媒生物防制设施，具体要求参照疾病防控和医疗卫生服务部分的重点行业和单位防蝇和防鼠设施。

标准原文

（三十三）辖区内积极推广分餐制和公筷制，大力倡导"光盘行动"。辖区内无贩卖、制售、食用野生动物现象。

标准释义

1.积极推广分餐制和公筷制，大力倡导"光盘行动"。在餐饮服务就餐场所或餐桌上，张贴或摆放倡导"公勺公筷、光盘行动"的宣传画或提示卡，就餐场所设置"公勺、公筷"自取处，增加部分菜品的半份（或小份）的明码标价，准备打包用的餐盒及食品袋，主动引导消费者响应健康文明的就餐方式。

2.严格执行全面禁止非法野生动物交易的有关规定。食品生产经营者落实各类动物及其制品进货查验记录制度、索票制度。各级相关职能部门要加强对辖区内贩卖、制售、食用野生动物等行为的监管，杜绝非法野生动物交易。

标准原文

（三十四）市政供水、自备供水、居民小区供水等管理规范，供水单位有卫生许可证。二次供水符合国家相关标准要求。开展水质监测工作，采样点选择、检验项目和频率符合相关要求。饮用水水质达标率与当地县城接近或基本相当。

标准释义

1.集中式供水（市政供水、自备供水）单位要求：

（1）取得卫生许可证，建立饮用水卫生管理规章制度，饮用水卫生日常管理工作落实到位。

（2）配备符合净水工艺要求的水净化处理设备、设施和相应的消毒设施，保证正常运转；定期对各类贮水设备进行清洗、消毒；定期对管网末梢放水清洗，防止水质污染。

（3）生活饮用水的输水、蓄水和配水等设施应密封，不得与排水设施及非生活饮用水的管网连接。

（4）水处理剂和消毒剂的投加和贮存间通风良好，防腐蚀、防潮，备有安全防范和事故的应急处理设施，并有防止二次污染的措施。

（5）划定生产区的范围。生产区外围 30 米范围内保持良好的卫生状况，不得设置生活居住区，不得修建渗水厕所和渗水坑，不得堆放垃圾、粪便、废渣和铺设污水渠道。单独设立的泵站、沉淀池和清水池的外围 30 米的范围内，其卫生要求与生产区相同。

（6）配置必要的水质检验设备和检验人员，对水质进行日常检验。水质检验记录完整清晰，档案资料保存完好。水质检验的项目、频次按国家规定或本地区标准执行，并保障供给的生活饮用水符合标准。〔参考标准：《生活饮用水卫生标准》（GB 5749—2022）〕

（7）直接从事供管水的人员应当进行卫生知识培训和健康体检，取得考核合格和体检合格证后方能上岗，每年至少组织一次健康检查，不合格者不得安排上岗工作。

（8）供水单位在购买或使用涉及饮用水卫生安全产品时，应向生产企业索取卫生许可批件。

（9）供水单位制订本单位的生活饮用水污染事件应急处置预案，定期检查生活饮用水卫生安全防范措施的落实情况，及时消除安全隐患。

2. 二次供水单位要求：

（1）二次供水单位的卫生管理制度、管理人员、涉及饮用水卫生安全产品、应急处置等符合卫生要求。

（2）饮用水箱或蓄水池要专用，无渗漏。

（3）蓄水池周围 10 米以内不得有渗水坑和堆放的垃圾等污染源，水箱周围 2 米内没有污水管线及污染物。

（4）设置在建筑物内的水箱顶部与屋顶的距离大于80厘米，水箱有透气管和罩，入孔位置和大小满足水箱内部清洗消毒工作的需要，入孔或水箱入口处有盖或门，并高出水箱面5厘米以上，有上锁装置，水箱内外设爬梯。

（5）水箱安装在有排水条件的底盘上，泄水管设在水箱的底部，溢水管与泄水管均不得与下水管道直接连通，水箱的容积设计不得超过用户48小时的用水量。

（6）水箱的材质和内壁涂料无毒无害，二次供水设施中使用的涉及饮用水卫生安全产品具有卫生许可批件。

（7）二次供水管理单位至少每半年对供水设施进行一次全面清洗、消毒，对水质进行检验合格后方可恢复使用，保证居民饮水的卫生安全。

（8）使用变频供水设备确保不对管网产生负压，否则应设置不承压水箱。

3. 小区直饮水要求：

（1）使用的净水设备、输配水设备等涉及饮用水卫生安全产品具有卫生许可批件，水质符合相关标准要求。[参考标准及文件：《生活饮用水卫生标准》（GB 5749—2022）、《饮用水净水水质标准》（CJ 94—2005）、《生活饮用水水质处理器卫生安全与功能评价规范——反渗透处理装置》]

（2）现制现售饮用水设备取得卫生健康行政部门颁发的卫生许可批件，现制现售饮用水设备铭牌信息与卫生许可批件内容相符。设备的放置需应远离垃圾房（箱）、厕所、禽畜饲养、粉尘和有毒有害气体等污染源。原水水质和出水水质卫生要求与管道直饮水相同。现制现售饮用水经营单位对制水设备的安全负责，加强日常管理和检测，安排专门人员每天对制水设备巡查一次，确保设备正常运转。根据制水设备的技术要求，定期进行消毒、更换滤材、开展检测，并将消毒、更换滤材、检测结果、每天巡查等卫生相关信息以及卫生许可批件在饮用水设备的醒目位置进行公示。

4. 饮用水水质达标率与当地县城接近或基本相当。

七、疾病防控与医疗卫生服务

标准原文

（三十五）医疗卫生机构发热门诊（诊室）、肠道门诊、预检分诊符合有关规定。

标准释义

1. 二级以上综合医院设公共卫生科和感染性疾病科，其他医院设立传染病预检分诊点。[参考文件：《公共卫生防控救治能力建设方案》《二级以上综合医院感染性疾病科工作制度和工作人员职责》]

2. 发热门诊、肠道门诊、预检分诊符合有关规定。[参考文件：《关于加强传染病防治人员安全防护的意见》《国家卫生健康委办公厅关于完善发热门诊和医疗机构感染防控工作的通知》]

标准原文

（三十六）按照国家免疫规划和当地预防接种工作计划，定期为适龄人群提供预防接种服务。多措并举促进妇女儿童全面健康发展，积极推进医养结合服务。

标准释义

1. 辖区内接种单位按照国家免疫规划和当地预防接种工作计划，合理规划预防接种服务模式，统筹安排预防接种服务周期，加强接种单位和人员资质管理，强化预防接种工作管理，定期为适龄人群提供预防接种服务。[参考文件：《中华人民共和国疫苗管理法》]

2.落实母婴安全五项制度，进一步提升妇幼健康服务水平。完善儿童健康服务体系，加强基层儿童健康服务网络，增强儿童医疗保健服务能力，多措并举促进妇女儿童全面健康发展。［参考文件：《中共中央 国务院关于优化生育政策促进人口长期均衡发展的决定》《中国妇女发展纲要（2021—2030年）》《中国儿童发展纲要（2021—2030年）》《母婴安全行动提升计划（2021—2025年）》《健康儿童行动提升计划（2021—2025年）》]

3.坚持以老年人需求为导向，强化医疗卫生与养老服务衔接，持续提升养老服务机构和医疗卫生机构的医养结合能力。［参考文件：《关于深入推进医养结合发展的若干意见》]

标准原文

（三十七）健全重大事件处置中的社会心理健康监测预警机制，强化心理健康促进和心理疏导、危机干预。严重精神障碍患者管理规范。加强教育等重点行业人群急救知识与技能培训，引导全社会逐步提高全民急救能力。

标准释义

1.健全重大事件处置中的社会心理健康监测预警机制，将社会心理健康监测、心理危机干预和心理援助纳入辖区重大事件应急预案和技术方案。重大事件发生时能及时提供心理咨询、心理辅导、心理干预等心理疏导服务，处理急性应激反应，预防和减少极端行为、群体性事件发生。在事件善后和恢复重建过程中，对高危人群持续开展心理援助服务。

2.建立精神卫生医疗机构、社区康复机构、社会组织和家庭相互支持的精神康复服务模式。在辖区组织开展精神卫生科普宣传、患者诊断复核、病情评估、调整治疗方案等。［参考文件：《中华人民共和国精神卫生法》《严重精神障碍管理治疗工作规范（2018年版）》]

3.定期开展面向公众的心肺复苏等急救知识和技术培训，引导全社会逐步提高全民急救能力。通过官方网站、微博、微信和电视、广播等媒体平台，广泛宣传急救知识和基本技能，促进急救知识和技能的全民普及，引导公众正确处理突发急救事件。

标准原文

（三十八）构建和谐医患关系，医疗卫生人员具备安全的工作条件，执业环境逐步改善。辖区内无重特大刑事伤医案件。无无证行医、非法采供血和非法医疗广告。

标准释义

1.加强医疗服务人文关怀，构建和谐医患关系，落实医疗机构投诉接待制度，依法严厉打击涉医违法犯罪行为，保护医务人员安全。完善医疗机构的安全防范机制，医疗卫生人员具备安全的工作条件，执业环境逐步改善。公安机关应当在三级医院和有条件的二级医院设立警务室（站），配备必要警力；尚不具备条件的二级医院根据实际情况在周边设立治安岗亭（巡逻必到点）。医院应当为警务室提供必要的工作条件。警务室（站）民警应当组织指导医院开展安全检查、巡逻防控、突发事件处置等工作。［参考文件：《关于加强社会治安防控体系建设的意见》《关于推进医院安全秩序管理工作的指导意见》《关于深入开展创建"平安医院"活动依法维护医疗秩序的意见》《国家卫生计生委 公安部印发关于加强医院安全防范系统建设指导意见》］

2.近3年辖区内无重特大刑事伤医案件。

3.卫生健康行政部门、药品监管部门、市场监管部门和公安机关严格依法履行工作职责，制订工作计划和方案，加强对非法行医、非法采供血和非法医疗广告的监管，推动相关工作落实。

4.辖区内无未取得《医疗机构执业许可证》开展诊疗活动的单位和个

人，医疗机构内无非卫生技术人员从事诊疗活动，诊疗活动中无超出《医疗机构执业许可证》核准范围的执业行为。

5.采供血机构无非法采集血液、原料血浆行为。辖区内无组织他人卖血液、原料血浆或以暴力胁迫及其他方法迫使他人卖血液、原料血浆的犯罪行为，单采血浆站无手工采集、跨区域采集、超量频繁采集和采集冒名顶替者血浆等违法行为，血液制品生产单位无违法收购原料血浆的行为。［参考文件：《中华人民共和国献血法》］

6.辖区内各种媒体及宣传场所（包括各级医疗机构）的医疗广告均取得《医疗广告审查证明》，无超出规定内容的其他医疗广告。医疗广告中无夸大疗效、宣传保证治愈的宣传内容，无对医疗机构名称、资质、荣誉、规模、医资力量等作虚假宣传。无以新闻形式发布医疗广告误导消费者，包括利用健康专题节（栏）目发布违法医疗广告，医疗广告宣传中无利用患者或者专家和医生的名义作证明，无以义诊名义发布虚假违法医疗服务信息行为。打击虚假医药广告，惩处不实和牟利性误导宣传行为。

标准原文

（三十九）建立政府组织和全社会参与的病媒生物预防控制机制。湖泊、河流、沟渠、景观水体、小型积水、垃圾、厕所等各类孳生环境得到有效治理，建成区鼠、蚊、蝇、蟑螂的密度达标。重点行业和单位防蝇和防鼠设施合格。

标准释义

1.建立政府组织和全社会参与的病媒生物预防控制机制，有效组织、动员、协调单位和社会力量共同参与病媒生物控制。建立居民虫情报告和防制咨询渠道，对群众反映的相关问题有记录、有落实、有反馈。［参考标准：《病媒生物综合管理技术规范 城镇》（GB/T 27775—2011）］

2.湖泊、河流、沟渠、景观水体、小型积水、垃圾、厕所等各类孳生环境治理要求：

（1）河流、湖泊、沟渠、池塘、景观水体等大中型水体采取疏通、换水、养鱼等措施。

（2）瓶瓶罐罐、轮胎、竹筒、坑洼等各类小型积水，采取翻瓶倒罐、清除、遮盖、填平等手段。

（3）乡镇雨水道口，采取疏通的方式，避免形成长期积水，必要时可投放环境友好的杀蚊幼剂。

（4）垃圾中转站、垃圾桶、果皮箱等管理到位，垃圾及时清运，并定期对垃圾容器底部的陈旧性垃圾一清到底，避免蝇类孳生。楼栋垃圾通道封闭，厕所、垃圾运输车辆等管理良好。

3.建成区鼠、蚊、蝇、蟑螂密度控制在不低于相关国家标准的 C 级控制水平。实施防制时，不得使用国家禁用、无证和私自混配的杀虫剂或杀鼠剂，做到科学、合理用药，无过度用药现象。根据病媒生物的危害情况，适时开展日常防制活动和自查活动。针对群众反映强烈、危害严重的病媒生物种类，组织专项控制活动。［参考标准：《病媒生物密度控制水平　鼠类》（GB/T 27770—2011）、《病媒生物密度控制水平　蚊虫》（GB/T 27771—2011）、《病媒生物密度控制水平 蝇类》（GB/T 27772—2011）、《病媒生物密度控制水平 蜚蠊》（GB/T 27773—2011）］

4.重点行业和单位防蝇和防鼠设施合格方面要求：

单位食堂、宾馆饭店、餐饮店、食品店、食品加工场所以及商场、超市、农贸市场的食品点位等，防蝇和防鼠设施合格率≥95%。具体要求：

（1）门、窗：餐饮、食堂等门口安装防蝇帘或风幕机等设施，或使用旋转门、自动闭合门等，若使用纱门、纱窗，网纱密度≥16目。门缝隙≤6毫米，木门和门框的下端使用金属包被，高 300 毫米。食品、粮食库房门口有挡鼠板，高 600 毫米。门、窗无玻璃破损。

（2）箅子和地漏：厨房操作间下水道出水口有金属竖箅子（栏栅），或排水沟有横箅子，箅子缝隙＜10 毫米，且无缺损，地漏加盖。

（3）管线孔洞：堵塞通向外环境的管线孔洞，没有堵死的孔洞，其缝隙≤6毫米。

（4）排风扇：排风扇或通风口有金属网罩，网纱密度≥8目。

（5）灭蝇灯：食品加工区、就餐区宜安装粘捕式灭蝇灯，电击式灭蝇灯不得悬挂在食品加工区及就餐桌的上方。

（6）防蝇柜（罩）：农贸市场、超市（人流较大的场所）等销售散装直接入口食品的点位，加装防蝇柜（防蝇罩）或使用冷藏柜，不得暴露销售。

八、乡镇数据评价指标

1. 群众对卫生状况满意率

目　标　值：≥90%；

定　　　义：群众对卫生状况满意程度；

计算公式：群众对卫生状况满意率=（对卫生状况满意和比较满意的群众数量/参与卫生状况满意率调查的群众数量）×100%；

备　　　注：开展卫生创建的乡镇可委托有资质的调查机构或第三方组织，通过抽样调查，抽取具有一定代表性的社区居民、单位职工、学生、游客等群体，采取问卷调查、电话调查、街头拦访等多种形式，调查群众对卫生状况的满意程度。

2. 建有全民健身场地设施的社区比例

目　标　值：100%；

定　　　义：建有全民健身场地设施的社区比例；

计算公式：建有全民健身场地设施的社区比例=（年末建有全民健身场地设施的社区数/年末该地区社区总数）×100%；

备　　　注：应设置一种及以上全民健身场地设施，包括球类运动场地、健身步道、室外健身器材、体育公园、全民健身中心、公共体育场馆等。

3. 经常参加体育锻炼人数的比例

目　标　值：>38.5%；

定　　　义：某时期某地区经常参加体育锻炼人数占该地区同时期常住人口数的比例；

计算公式：经常参加体育锻炼人数的比例=（某时期某地区经常参加体育锻炼的人数/该地区同时期常住人口总数）×100%；

备　　　注：参照国家体育总局开展全民健身活动状况调查的制度，报经本地区统计部门批准开展本地区全民健身活动状况调查，得出本地区经常参加体育锻炼人数情况。根据本地区调查样本各年龄组统计结果，按年龄人口总体构成进行标准化换算后，综合统计计算所得。经常参加体育锻炼的人指每周参加体育锻炼频度3次及以上，每次体育锻炼持续时间30分钟及以上，每次体育锻炼的运动强度达到中等及以上的人。

4. 道路装灯率

目　标　值：100%；

定　　　义：所有道路规范安装路灯，全面消除道路暗盲区；

计算公式：无；

备　　　注：无。

5. 主次干道每日保洁时间

目　标　值：≥16 小时；

定　　　义：对主次干道全天进行普扫保洁的时间长度；

计算公式：无；

备　　　注：无。

6. 街巷路面每日保洁时间

目　标　值：≥12 小时；

定　　　义：对街巷全天进行普扫和保洁的时间长度；

计算公式：无；

备　　　注：无。

7. 乡镇下水道管网覆盖率

目 标 值：＞70%；

定　　义：乡镇建成区内下水道管网覆盖区域面积占乡镇建成区总面积的比例；

计算公式：乡镇下水道管网覆盖率＝（乡镇建成区内下水道管网覆盖区域面积／乡镇建成区总面积）×100%；

备　　注：本指标适用于乡镇。

8. 乡镇生活垃圾无害化处理率

目 标 值：≥80%；

定　　义：经无害化处理的乡镇生活垃圾量占生活垃圾产生总量（以清运量代替）的比例；

计算公式：乡镇生活垃圾无害化处理率＝（经无害化处理的乡镇生活垃圾量／生活垃圾产生总量）×100%；

备　　注：无。

9. 农村卫生厕所普及率

目 标 值：达到或高于全省平均水平；

定　　义：符合国家农村户厕卫生规范的卫生厕所农户数占当地农村总户数的比例；

计算公式：农村卫生厕所普及率＝（年末某地区农村卫生厕所户数／同期该地区农村总户数）×100%；

备　　注：无。

10. 集中式饮用水水源地水质达标率

目 标 值：100%；

定　　义：集中式饮用水水源地水质达标比例；

计算公式：集中式饮用水水源地水质达标率＝（集中式饮用水水源地水质达标个数／集中式饮用水水源地总个数）×100%；

备　　注：执行《地表水环境质量标准》（GB 3838—2002）、《地下水质量标准》（GB/T 14848—2017）。

11. 学校校医或专（兼）职保健教师配备比率

目 标 值：＞70%；

定 义：某地某年配备学校校医或专（兼）职保健教师的中小学校比例；

计算公式：学校校医或专（兼）职保健教师配备比率＝［年末配备学校校医或专（兼）职保健教师的中小学校数／年末中小学校总数］×100%；

备 注：寄宿制中小学校或600名学生以上的非寄宿制中小学校统计专职卫生专业技术人员配置情况；600名学生以下的非寄宿制中小学校统计专（兼）职保健教师或卫生专业技术人员配置情况。

12. 中小学体育与健康课程开课率

目 标 值：100%；

定 义：某地某年开展体育与健康课程的学校比例；

计算公式：中小学体育与健康课程开课率＝（开设体育与健康课程的学校数／学校总数）×100%；

备 注：本指标按学年统计。开设体育与健康课程应符合《〈体育与健康〉教学改革指导纲要（试行）》要求。

13. 中小学生每天校内体育活动时间

目 标 值：≥1小时；

定 义：指中小学生每天在学校参加体育活动的时间；

计算公式：无；

备 注：无。

14. 学校眼保健操普及率

目 标 值：100%；

定 义：某地某年组织学生做眼保健操的中小学校比例；

计算公式：学校眼保健操普及率＝（组织学生做眼保健操的学校数／学校总数）×100%；

备　　注：本指标按学年统计。眼保健操要求参照《儿童青少年近视防控适宜技术指南（更新版）》。

15. 中小学生近视率

目　标　值：逐年下降；

定　　　义：某地某年中小学生近视人数占全部中小学生总数的比例；

计算公式：中小学生近视率＝（中小学生检出近视人数／中小学生总数）×100%；

备　　注：本指标按学年统计。6岁以上儿童青少年裸眼远视力＜5.0时，通过非睫状肌麻痹下电脑验光，等效球镜（SE）≤-0.50D判定为筛查性近视。无条件配备电脑验光仪的地区采用串镜检查，正片（凸透镜）视力下降、负片（凹透镜）视力提高者，判定为筛查性近视。

16. 中小学生肥胖率

目　标　值：逐年下降；

定　　　义：某地某年中小学生肥胖人数占全部中小学生总数的比例；

计算公式：中小学生肥胖率＝（中小学生检出肥胖人数／中小学生总数）×100%；

备　　注：本指标按学年统计。儿童肥胖参照《学龄儿童青少年超重与肥胖筛查》（WS/T 586—2012）。

17. 存在职业病目录所列职业病危害因素的企业职业病危害项目申报率

目　标　值：＞90%；

定　　　义：工作场所存在职业病目录所列职业病的危害因素的用人单位向卫生健康行政部门申报其职业病危害项目的比例；

计算公式：存在职业病目录所列职业病危害因素的企业职业病危害项目申报率＝（申报职业病危害因素的用人单位数／存在职业病危害因素的用人单位总数）×100%；

备　　注：无。

18. 适龄儿童免疫规划疫苗接种率

目　标　值：≥90%；

定　　　义：年内辖区内某疫苗应接种适龄儿童完成该疫苗免疫接种的比例；

计算公式：适龄儿童免疫规划疫苗接种率 =（年内辖区内某疫苗实际接种人数 / 年内辖区内某疫苗应接种人数）× 100%；

备　　　注：以街道（乡、镇）为单位计算。应接种人数是按照国家免疫规划程序规定应接种某疫苗的适龄儿童人数。实际接种人数是某疫苗应接种适龄儿童中实际接种该疫苗的人数。报告的疫苗种类及数量根据国家免疫规划规定执行。

19. 居住满 3 个月以上的适龄儿童建卡、建证率

目　标　值：≥95%；

定　　　义：年内辖区内居住满 3 个月以上适龄儿童中已建立预防接种卡、证的人数比例；

计算公式：居住满 3 个月以上的适龄儿童建卡、建证率 =（年内辖区内居住满 3 个月以上适龄儿童已建立预防接种卡、证儿童数 / 年内辖区内应建立预防接种卡、证儿童数）× 100%；

备　　　注：应建立预防接种卡、证儿童数指年内辖区内所有居住满 3 个月的 0—6 岁儿童数。

20. 辖区内 3 岁以下儿童系统管理率

目　标　值：≥90%；

定　　　义：年内辖区内 3 岁以下儿童按年龄要求接受生长监测或 4：2：1（城市）、3：2：1（农村）体格检查（身高和体重等）的儿童数占该辖区内 3 岁以下儿童管理总数（建卡人数）的比例；

计算公式：辖区内 3 岁以下儿童系统管理率 =［年内辖区内 3 岁以下儿童完成系统管理人数 / 年内辖区内 3 岁以下儿童管理总数（建卡人数）］× 100%；

备　　　注：无。

21. 0—6岁儿童眼保健和视力检查率

目　标　值：≥90%；

定　　　义：年内辖区内接受眼保健和视力检查的0—6岁儿童人数占该辖区内0—6岁儿童总数的比例；

计算公式：0—6岁儿童眼保健和视力检查率=（年内辖区内0—6岁儿童眼保健和视力检查人数/年内辖区0—6岁儿童总数）×100%；

备　　　注：0—6岁儿童眼保健和视力检查人数指0—6岁儿童当年接受1次及以上眼保健和视力检查的人数。

22. 严重精神障碍患者规范管理率

目　标　值：≥85%；

定　　　义：年内辖区内登记在册的确诊严重精神障碍患者中按照规范要求进行管理的患者所占比例；

计算公式：严重精神障碍患者规范管理率=（年内辖区内按照规范要求进行管理的严重精神障碍患者人数/年内辖区内登记在册的确诊严重精神障碍患者人数）×100%；

备　　　注：规范指《国家基本公共卫生服务规范》。

23. 建成区鼠、蚊、蝇、蟑螂的密度

目　标　值：达到国家病媒生物密度控制水平标准C级要求；

定　　　义：指建成区范围内室内和室外环境中鼠、蚊、蝇、蟑螂的密度；

计算公式：鼠类、蚊虫、蝇类和蟑螂密度控制水平的计算方法，分别按照国家病媒生物密度控制水平标准《病媒生物密度控制水平　鼠类》（GB/T 27770—2011）、《病媒生物密度控制水平　蚊虫》（GB/T 27771—2011）、《病媒生物密度控制水平　蝇类》（GB/T 27772—2011）和《病媒生物密度控制水平　蜚蠊》（GB/T 27773—2011）规定的统计方法计算；

备　　　注：蚊、蝇密度包括卵、幼虫、蛹和成虫的密度；蟑螂密度包括卵、若虫和成虫密度。餐厅、后厨、超市食品区等大通间，按每15平方米作为一个房间计算。

24. 重点行业和单位防蝇和防鼠设施合格率

目　标　值：≥95%；

定　　　义：指建成区范围内单位食堂、宾馆饭店、餐饮店、食品店、食品加工场所以及商场、超市、农贸市场的食品点位等重点行业和单位防蝇和防鼠设施的合格程度；

计算公式：防蝇和防鼠设施合格率＝（合格房间数 / 应建立防蝇和防鼠设施房间总数）×100%；

备　　　注：防蝇和防鼠设施房间数按自然房间数计算；商场、超市和农贸市场的食品点位，按每 15 平方米作为一个房间计算。

注：

1. 评价指标和目标值根据社会经济发展状况适时调整。

2. 指标统计口径以相关业务主管部门规范要求为准。

第三部分

相关法律法规、政策文件和标准规范文件目录清单

标准项目	文件名称	文号
一、综合类	《中共中央关于制定国民经济和社会发展第十四个五年规划和二〇三五年远景目标的建议》	2020 年 10 月 29 日中国共产党第十九届中央委员会第五次全体会议通过
	"健康中国 2030" 规划纲要》	
	《国务院关于实施健康中国行动的意见》	国发（2019）13 号
	《国务院关于深入开展爱国卫生运动的意见》	国发（2020）15 号
	《健康中国行动（2019—2030 年）》	国健推委发（2019）1 号
	《全国爱卫会关于贯彻落实〈国务院关于深入开展爱国卫生运动的意见〉的通知》	全爱卫发（2021）1 号
	《中华人民共和国基本医疗卫生与健康促进法》	
	《中华人民共和国广告法》	
二、健康教育和健康促进	《关于构建更高水平的全民健身公共服务体系的意见》	
	《关于领导干部带头在公共场所禁烟有关事项的通知》	
	《国务院关于印发中医药发展战略规划纲要（2016—2030 年）的通知》	国发（2016）15 号
	《国务院关于印发全民健身计划（2021—2025）的通知》	国发（2021）11 号
	《国务院办公厅关于加强全民健身场地设施建设发展群众体育的意见》	国办发（2020）36 号
	《互联网广告管理暂行办法》	国家工商行政管理总局令第 87 号
	《社会体育指导员管理办法》	国家体育总局令第 16 号
	《烟草控制框架公约》	世界卫生组织

续表

标准项目	文件名称	文号
	《国家烟草专卖局关于发布〈电子烟管理办法〉的公告》	国家烟草专卖局公告2022年1号
	《关于开展倡导文明健康绿色环保生活方式活动的意见》	全爱卫发〔2021〕4号
	《教育部关于全国各级各类学校禁烟有关事项的通知》	教基一函〔2014〕1号
	《体育总局关于印发〈"十四五"体育发展规划〉的通知》	体发〔2021〕2号
	《体育总局 国家发展改革委 财政部 国家卫生健康委 应急管理部关于印发〈全民健身基本公共服务标准（2021年版）〉的通知》	
	《体育总局关于印发〈公共体育场馆基本公共服务规范〉的通知》	
	《关于推进健康企业建设的通知》	全爱卫办发〔2019〕3号
	《关于印发健康村等健康细胞和健康乡镇健康县区建设规范（试行）的通知》	全爱卫办发〔2021〕4号
	《住房和城乡建设部等部门关于开展城市居住社区建设补短板行动的意见》	建科规〔2020〕7号
	《住房和城乡建设部 体育总局关于全面推进城市社区足球场地设施建设的意见》	建科〔2020〕95号
	《关于加强健康促进与教育的指导意见》	国卫宣传发〔2016〕62号
	《关于印发全民健康生活方式行动方案（2017—2025年）的通知》	国卫办疾控发〔2017〕16号
	《关于建立健全全媒体健康科普知识发布和传播机制的指导意见》	国卫宣传发〔2022〕11号
	《国家卫生计生委办公厅关于印发〈中国公民健康素养——基本知识与技能（2015年版）〉的通知》	国卫宣传函〔2015〕1188号
	《关于进一步加强青少年控烟工作的通知》	国卫规划函〔2019〕230号
	《关于加强无烟党政机关建设的通知》	国卫规划函〔2020〕175号

续表

标准项目	文件名称	文号
	《关于进一步加强无烟医疗卫生机构建设工作的通知》	国卫规划函〔2020〕306号
	《关于进一步加强无烟学校建设工作的通知》	国卫规划函〔2020〕455号
	《关于倡导无烟家庭建设的通知》	国卫规划函〔2020〕438号
	《国家卫生健康委疾控局关于持续推进"三减三健"专项行动重点工作的通知》	国卫疾控慢病（便函〔2021〕102号
	《全民健康生活方式行动健康支持性环境建设指导方案（2019年修订）》	中疾控慢病发〔2019〕96号
	《中华人民共和国畜牧法》	
	《中华人民共和国野生动物保护法》	
	《中华人民共和国固体废物污染环境防治法》	
	《中华人民共和国动物防疫法》	
三、市容环境卫生	《全国人民代表大会常务委员会关于全面禁止非法野生动物交易、革除滥食野生动物陋习、切实保障人民群众生命健康安全的决定》	2020年2月24日第十三届全国人民代表大会常务委员会第十六次会议通过
	《城市容貌和环境卫生管理条例》	国务院令第101号
	《城镇排水与污水处理条例》	国务院令第641号
	《国务院办公厅关于加强地沟油整治和餐厨废弃物管理的意见》	国办发〔2010〕36号
	《国务院办公厅转发交通运输部等单位关于加强铁路沿线安全环境治理工作意见的通知》	国办函〔2021〕49号
	《城市建筑垃圾管理规定》	建设部令第139号
	《城市生活垃圾管理办法》	建设部令第157号

续表

标准项目	文件名称	文号
	《动物检疫管理办法》	农业部令 2010 年第 6 号
	《国家发展改革委 生态环境部关于进一步加强塑料污染治理的意见》	发改环资〔2020〕80 号
	《国家发展改革委等部门关于加快废旧物资循环利用体系建设的指导意见》	发改环资〔2022〕109 号
	《城市环境卫生质量标准》	建城〔1997〕21 号
	《住房和城乡建设部等部门印发〈关于进一步推进生活垃圾分类工作的若干意见〉的通知》	建城〔2020〕93 号
	《住房和城乡建设部关于推进城市市容市貌干净整洁有序建设城市运行管理服务平台的通知》	建督〔2020〕104 号
	《住房和城乡建设部办公厅关于全面加快建设城市运行管理服务平台的通知》	建办督〔2021〕54 号
	《农业部、卫生部、国家工商行政管理总局关于印发〈活禽经营市场高致病性禽流感防控管理办法〉的通知》	农医发〔2006〕11 号
	《国家畜禽遗传资源目录》	农业农村部公告第 303 号
	《商务部等 13 部门关于进一步加强农产品市场体系建设的指导意见》	商建发〔2014〕60 号
	《商务部办公厅关于做好 2011 年标准化菜市场示范工程的通知》	商办建函〔2011〕886 号
	《国家林业和草原局关于规范禁食野生动物分类管理范围的通知》	林护发〔2020〕90 号
	《船舶水污染物排放控制标准》	GB 3552—2018
	《城镇垃圾农用控制标准》	GB 8172—1987
	《生活垃圾填埋污染控制标准》	GB 16889—2008
	《公共厕所卫生规范》	GB/T 17217—2012
	《玻璃幕墙光热性能》	GB/T 18091—2015

续表

标准项目	文件名称	文号
	《生活垃圾焚烧污染控制标准》	GB 18485—2014
	《城镇污水处理厂污染物排放标准》	GB 18918—2002
	《旅游厕所质量等级的划分与评定》	GB/T 18973—2016
	《生活垃圾分类标志》	GB/T 19095—2019
	《农产品批发市场管理技术规范》	GB/T 19575—2004
	《农贸市场管理技术规范》	GB/T 21720—2008
	《生活垃圾综合处理与资源利用技术要求》	GB/T 25180—2010
	《畜禽粪便无害化处理技术规范》	GB/T 36195—2018
	《再生资源回收体系建设规范》	GB/T 37515—2019
	《动物饲养场防疫准则》	GB/T 39915—2021
	《城市居住区规划设计标准》	GB 50180—2018
	《城镇污水处理厂工程质量验收规范》	GB 50334—2017
	《城市环境卫生设施规划标准》	GB/T 50337—2018
	《民用建筑设计统一标准》	GB 50352—2019
	《村庄整治技术标准》	GB/T 50445—2019
	《城市容貌标准》	GB 50449—2008
	《生活垃圾卫生填埋处理技术规范》	GB 50869—2013
	《城镇污水处理厂工程施工规范》	GB 51221—2017

续表

标准项目	文件名称	文号
	《城市绿地规划标准》	GB/T 51346—2019
	《农村生活垃圾收运和处理技术标准》	GB/T 51435—2021
	《市容环卫工程项目规范》	GB 55013—2021
	《建设工程施工现场环境与卫生标准》	JGJ 146—2013
	《城市公共厕所设计标准》	CJJ 14—2005
	《环境卫生设施设置标准》	CJJ 27—2012
	《城镇道路养护技术规范》	CJJ 36—2016
	《生活垃圾转运站技术规范》	CJJ/T 47—2016
	《城镇污水处理厂运行、维护及安全技术规程》	CJJ 60—2011
	《城市生活垃圾堆肥处理厂运行维护技术规程》	CJJ 86—2014
	《乡镇集贸市场规划设计标准》	CJJ/T 87—2020
	《生活垃圾焚烧处理工程技术规范》	CJJ 90—2009
	《生活垃圾填埋场无害化评价标准》	CJJ/T 107—2019
	《城市道路清扫保洁与质量评价标准》	CJJ/T 126—2022
	《生活垃圾焚烧厂运行维护与安全技术标准》	CJJ 128—2017
	《建筑垃圾处理技术标准》	CJJ/T 134—2019
	《生活垃圾焚烧厂评价标准》	CJJ/T 137—2019
	《城市户外广告设施技术标准》	CJJ 149—2010

续表

标准项目	文件名称	文号
	《生活垃圾堆肥厂评价标准》	CJJ/T 172—2011
	《城市水域保洁作业及质量标准》	CJJ/T 174—2013
	《城镇环境卫生设施除臭技术标准》	CJJ 274—2018
	《园林绿化养护标准》	CJJ/T 287—2018
	《城市照明建设规划标准》	CJJ/T 307—2019
	《城市运行管理服务平台技术标准》	CJJ/T 312—2021
	《城市运行管理服务平台数据标准》	CJ/T 545—2021
	《再生资源回收站点建设管理规范》	SB/T 10719—2012
	《中华人民共和国大气污染防治法》	
	《中华人民共和国水法》	
	《中华人民共和国水污染防治法》	
	《中华人民共和国噪声污染防治法》	
	《中共中央 国务院关于深入打好污染防治攻坚战的意见》	
四、生态环境	《医疗废物管理条例》	国务院令第 380 号
	《危险废物经营许可证管理办法》	国务院令第 408 号
	《医疗卫生机构医疗废物管理办法》	卫生部令第 36 号
	《国务院办公厅关于印发国家突发环境事件应急预案的通知》	国办函〔2014〕119 号
	《"十四五"城市黑臭水体整治环境保护行动方案》	

续表

标准项目	文件名称	文号
	《住房城乡建设部 环境保护部关于印发城市黑臭水体整治工作指南的通知》	建城〔2015〕130 号
	《水利部办公厅关于印发全国重点河湖生态流量确定工作方案的通知》	办资管〔2020〕151 号
	《关于印发医疗机构废弃物综合治理工作方案的通知》	国卫医发〔2020〕3 号
	《环境空气质量标准》	GB 3095—2012
	《声环境质量标准》	GB 3096—2008
	《地表水环境质量标准》	GB 3838—2002
	《工业炉窑大气污染物排放标准》	GB 9078—1996
	《锅炉大气污染物排放标准》	GB 13271—2014
	《地下水质量标准》	GB/T 14848—2017
	《声环境功能区划分技术规范》	GB/T 15190—2014
	《医疗机构水污染物排放标准》	GB 18466—2005
	《饮食业油烟排放标准》	GB 18483—2001
	《饮用水水源保护区标志技术要求》	HJ/T 433—2008
	《环境空气质量指数（AQI）技术规定（试行）》	HJ 633—2012
	《环境噪声监测技术规范 城市声环境常规监测》	HJ 640—2012
	《环境标志产品技术要求 吸油烟机》	HJ 1059—2019
五、重点场所卫生	《中华人民共和国职业病防治法》	
	《生产安全事故报告和调查处理条例》	国务院令第 493 号

续表

标准项目	文件名称	文号
	《公共场所卫生管理条例》	国务院令第 666 号
	《国家突发公共卫生事件应急预案》	
	《公共场所卫生管理条例实施细则》	卫生部令第 80 号
	《职业病危害项目申报办法》	国家安全生产监督管理总局令第 48 号
	教育部 卫生部 财政部关于印发〈国家学校体育卫生条件试行基本标准〉的通知》	教体艺〔2008〕5 号
	《教育部等八部门关于印发〈综合防控儿童青少年近视实施方案〉的通知》	教体艺〔2018〕3 号
	《教育部办公厅关于加强学生心理健康管理工作的通知》	教思政厅函〔2021〕10 号
	教育部办公厅关于印发《〈体育与健康〉教学改革指导纲要（试行）》的通知	教体艺厅函〔2021〕28 号
	《卫生部关于推行公共场所卫生监督量化分级管理制度的通知》	卫监督发〔2009〕5 号
	《国家卫生计生委等 4 部门关于印发〈职业病分类和目录〉的通知》	国卫疾控发〔2013〕48 号
	《国家卫生健康委关于印发托育机构设置标准（试行）和托育机构管理规范（试行）的通知》	国卫人口发〔2019〕58 号
	《关于印发儿童青少年肥胖防控实施方案的通知》	国卫办综发〔2020〕16 号
	《职业健康监护技术规范》	GBZ 188—2014
	《学校课桌椅功能尺寸及技术要求》	GB/T 3976—2014
	《生活饮用水卫生标准》	GB 5749—2022
	《中小学校教室采光和照明卫生标准》	GB 7793—2010
	《中小学校采暖教室微小气候卫生要求》	GB/T 17225—2017

续表

标准项目	文件名称	文号
六、食品和生活饮用水安全	《中小学校教室换气卫生要求》	GB/T 17226—2017
	《书写板安全卫生要求》	GB 28231—2011
	《中小学校传染病预防控制工作管理规范》	GB 28932—2012
	《公共场所卫生管理规范》	GB 37487—2019
	《公共场所卫生指标及限值要求》	GB 37488—2019
	《中小学校设计规范》	GB 50099—2011
	《托儿所、幼儿园建筑设计规范》	JGJ 39—2016
	《幼儿园建设标准》	建标 175—2016
	《公共场所集中空调通风系统卫生管理规范》	WS 394—2012
	《学龄儿童青少年超重与肥胖筛查》	WS/T 586—2012
	《生活饮用水卫生监督管理办法》	卫生部令第 53 号
	《国家食品安全事故应急预案》	国卫食品发〔2016〕31 号
	《食品药品监管总局关于印发食品生产经营风险分级管理办法（试行）的通知》	食药监食监一〔2016〕115 号
	《市场监管总局关于印发餐饮服务明厨亮灶工作指导意见的通知》	国市监食监二〔2018〕32 号
	《生活饮用水集中式供水单位卫生规范》	
	《涉及饮用水卫生安全产品生产企业卫生规范》	
	《生活饮用水水质处理器卫生安全与功能评价规范》	
	《食品安全国家标准 消毒餐（饮）具》	GB 14934—2016

续表

标准项目	文件名称	文号
	《二次供水设施卫生规范》	GB 17051—1997
	《食品安全国家标准 餐饮服务通用卫生规范》	GB 31654—2021
	《饮用水净水水质标准》	CJ 94—2005
	《中华人民共和国献血法》	
	《中华人民共和国突发事件应对法》	
	《中华人民共和国传染病防治法》	
	《中华人民共和国精神卫生法》	
	《中华人民共和国疫苗管理法》	
	《中华人民共和国生物安全法》	
七、疾病防控与医疗卫生服务	《中共中央 国务院关于优化生育政策促进人口长期均衡发展的决定》	
	《关于加强社会治安防控体系建设的意见》	
	《突发公共卫生事件应急条例》	国务院令第 376 号
	《病原微生物实验室生物安全管理条例》	国务院令第 424 号
	《国务院关于印发中国妇女发展纲要和中国儿童发展纲要的通知》	国发〔2021〕16 号
	《国务院办公厅关于加强传染病防治人员安全防护的意见》	国办发〔2015〕1 号
	《国务院办公厅关于印发全国医疗卫生服务体系规划纲要（2015—2020 年）的通知》	国办发〔2015〕14 号
	《国务院办公厅关于进一步加强疫苗流通和预防接种管理工作的意见》	国办发〔2017〕5 号

续表

标准项目	文件名称	文号
	《院前医疗急救管理办法》	国家卫生和计划生育委员会令 3 号
	《关于印发〈病媒生物预防控制管理规定〉的通知》	全爱卫发（2009）9 号
	《关于印发公共卫生防控救治能力建设方案的通知》	发改社会（2020）735 号
	卫生部关于下发《医疗机构基本标准（试行）》的通知	卫医发（1994）第 30 号
	《卫生部办公厅关于印发〈二级以上综合医院感染性疾病科工作制度和工作人员职责〉和〈感染性疾病人就诊流程〉的通知》	卫办医发（2004）166 号
	《关于印发城市社区卫生服务中心、站基本标准的通知》	卫医发（2006）240 号
	《国家卫生计生部 公安部印发关于加强医院安全防范系统建设指导意见》	国卫医发（2013）28 号
	《关于深入开展创建"平安医院"活动依法维护医疗秩序的意见》	国卫医发（2015）84 号
	《国家卫生计生委办公厅关于印发预防接种工作规范（2016 年版）的通知》	国卫办疾控发（2016）51 号
	《关于加强心理健康服务的指导意见》	国卫疾控发（2016）77 号
	《国家卫生计生委关于印发《国家基本公共卫生服务规范（第三版）》的通知》	国卫基层发（2017）13 号
	《卫生健康委关于印发严重精神障碍管理治疗工作规范（2018 年版）的通知》	国卫疾控发（2018）13 号
	《关于深入推进医养结合发展的若干意见》	国卫老龄发（2019）60 号
	《关于推进医院安全秩序管理工作的指导意见》	国卫医发（2021）28 号
	《国家卫生健康委关于印发母婴安全行动提升计划（2021—2025 年）的通知》	国卫妇幼发（2021）30 号
	《国家卫生健康委关于印发健康儿童行动提升计划（2021—2025 年）的通知》	国卫妇幼发（2021）33 号
	《国家卫生健康委办公厅关于完善发热门诊和医疗机构感染防控工作的通知》	国卫办医函（2020）507 号

续表

标准项目	文件名称	文号
	《关于开展医养结合机构服务质量提升行动的通知》	国卫办老龄函〔2020〕974号
	《国家卫生健康委办公厅关于印发公共场所自动体外除颤器配置指南（试行）的通知》	国卫办医函〔2021〕602号
	《人口死因监测工作指导手册》	
	《病媒生物密度监测方法 蜚蠊》	GB/T 23795—2009
	《病媒生物密度监测方法 蝇类》	GB/T 23796—2009
	《病媒生物密度监测方法 蚊虫》	GB/T 23797—2020
	《病媒生物密度监测方法 鼠类》	GB/T 23798—2009
	《病媒生物密度控制水平 鼠类》	GB/T 27770—2011
	《病媒生物密度控制水平 蚊虫》	GB/T 27771—2011
	《病媒生物密度控制水平 蝇类》	GB/T 27772—2011
	《病媒生物密度控制水平 蜚蠊》	GB/T 27773—2011
	《病媒生物综合管理技术规范 城镇》	GB/T 27775—2011